OVERDOSE

Ariane Denoyel
et Peter Selley

OVER DOSE

FIRST
ÉDITIONS

ISBN : 978-2-412-09729-8
Dépôt légal : octobre 2024

Imprimé en France par N.R.I. s.a.s. (2404390)

Maquette intérieure : Soft Office
Correction : Muriel Mekies et Céline Dutt

Éditions First, un département d'Édi8
92, avenue de France
75013 Paris – France
Tél. : 01 44 16 09 00
Fax : 01 44 16 09 01
e-mail : firstinfo@efirst.com
Site internet : www.editionsfirst.fr

En mémoire de Sayo

Une « cascade médicamenteuse » a tué Sayo le 14 décembre 2018, alors qu'elle n'avait que 23 ans, à l'issue de quatre années qui l'ont détruite, psychiquement et physiquement.

Comme beaucoup de jeunes, Sayo se posait des questions sur son avenir, était un peu stressée par ses études. Elle a consulté un psychiatre et, rapidement, les prescriptions ont commencé, se sont multipliées. À partir de là, l'état de Sayo n'a cessé de se dégrader, sa personnalité a semblé changer profondément.

Incapables d'envisager que l'état de la jeune fille était peut-être dû aux traitements, les psychiatres consultés n'ont fait qu'empiler les psychotropes et en augmenter les doses. Sayo a plongé de plus en plus profondément dans la dépression et dans le désespoir. Elle a tenté de se suicider à neuf reprises. Pendant ces années, la jeune fille a régulièrement exprimé sa détresse de ne plus se sentir elle-même, de se trouver ralentie, hébétée, souvent incapable de réfléchir ou d'aligner une phrase cohérente.

Pour tenter de sortir du brouillard mental dans lequel les psychotropes la maintenaient, Sayo s'est mise à consommer de la cocaïne. Le 10 décembre 2018, elle s'est effondrée dans la douche. Elle n'a pas repris connaissance jusqu'à son décès, quatre jours plus tard.

Nous racontons son histoire à la p. 179.

Ces lignes sont dédiées à sa mémoire, ainsi qu'à celle de Romain et de Florian (lire p. 193), deux autres jeunes gens qui ont mis fin à leurs jours sous psychotropes, et aux familles qui se battent pour que de telles tragédies n'arrivent pas à d'autres.

Un mot important à l'attention des employés de l'industrie pharmaceutique

Les deux auteurs connaissent un certain nombre d'employés de l'industrie pharmaceutique et souhaitent préciser qu'ils ne les tiennent pas pour responsables des graves dérives décrites dans ce livre. Dans leur grande majorité, ils sont convaincus d'œuvrer pour un secteur économique essentiel à la santé de leurs concitoyens. C'est en partie vrai, puisque, nous le rappellerons à plusieurs reprises, des médicaments sauvent, chaque jour, un nombre incalculable de vies et leurs effets facilitent et adoucissent l'existence d'innombrables personnes. Les salariés des firmes pharmaceutiques ont foi en la science et croient au progrès. Certains sont très conscients du dévoiement opéré à la suite, notamment, de la financiarisation du secteur, et au fait des tendances lourdes qui nous ont conduits à la situation actuelle de surmédication chronique. Il serait très injuste de les tenir comptables de ces dérives, provoquées essentiellement par les directions des groupes et par les actionnaires et favorisées par un environnement politique, légal, réglementaire, etc., qui n'a pas joué son rôle d'encadrement, de contrôle et de sanction.

Quelques mots sur la façon dont les auteurs ont travaillé

Le présent ouvrage a été rédigé « à quatre mains », en partie en anglais, au fil d'échanges intenses, sur plusieurs mois, entre ses coauteurs, le Dr Peter Selley et Ariane Denoyel. Pour des raisons de fluidité, nous avons décidé de réserver le recours à la première personne du singulier à Ariane. Les « je » correspondent donc à sa voix ; pour autant, les deux auteurs assument conjointement et solidairement la « parentalité » de ce livre. Et vous en souhaitent une bonne lecture !

Sommaire

Préface

Quand Ariane Denoyel, enseignante associée à l'université Grenoble-Alpes/IEPG et journaliste indépendante, m'a demandé de préfacer *Overdose*, le livre écrit avec Peter Selley (un médecin britannique, lanceur d'alerte éclairé), j'en ai été surpris, car je ne suis pas un spécialiste du médicament, et encore moins de la surmédication, objet de ce livre. Mais elle m'a rapidement convaincu en me disant qu'au cours de ma carrière, j'avais certainement été aux premières loges pour observer les dangers du médicament et leur emprise croissante sur nos vies. Et effectivement ...

J'ai découvert le danger du médicament quand j'étais encore étudiant en médecine, lors d'une de mes premières gardes en réanimation médicale, tout au début des années 1980. Voir mourir, en quelques heures, une jeune femme de 18 ans d'un accident médicamenteux, en l'occurrence un effet indésirable dermatologique grave, est un événement marquant pour un futur soignant. Puis, dans les années 1990, devenu jeune médecin universitaire, spécialisé en dermatologie et en maladies infectieuses, je me suis intéressé à ces accidents médicamenteux dermatologiques, réputés 100 fois plus fréquents chez les sidéens que dans la population générale. Car ces jeunes malades pouvaient en mourir, et dans leur cas, malheureusement, il n'existait pas d'alternatives médicamenteuses. Aujourd'hui, comme le rappellent les auteurs, on estime que les accidents médicamenteux forment, dans les pays occidentaux, la troisième cause de mortalité après les maladies cardio-vasculaires et les cancers. En France, ils représentent 20 000 morts par an (10 fois plus que les accidents de la voie publique) et 1 200 000 journées d'hospitalisation par an, soit 8,5 % des hospitalisations (une augmentation de 136 % en 12 ans). En Europe, on estime le nombre annuel de décès par accident médicamenteux à 200 000, pour un coût de 79 milliards d'euros (en 2008). C'est dire l'importance du problème.

En revanche, il m'a fallu attendre d'être professeur, au début des années 2000, pour découvrir l'épidémie actuelle de surmédication. Dans un de mes livres, j'ai utilisé le terme d'ordonnances « abracadabrantesques » pour qualifier des prescriptions allant jusqu'à 23 médicaments par jour. Je prenais alors en charge des malades avec des troubles maladroitement attribués à une maladie infectieuse qui se traite facilement avec un seul antibiotique. J'ai aussi constaté, au cours de la dernière décennie, cette dérive de santé publique qui consiste à prendre des médicaments, à titre préventif, plutôt qu'à respecter les règles de base de la prévention, les mesures hygiénodiététiques. Aujourd'hui, en France, la moitié de nos seniors reçoivent plus de cinq médicaments par jour, nos enfants absorbent cinq fois plus d'antibiotiques qu'aux Pays-Bas, et chaque année, 17 600 tonnes de médicaments sont non utilisées. La gabegie médicamenteuse vient donc s'ajouter à une surmédication.

Si tous ces médicaments étaient utiles, cela pourrait s'admettre, mais c'est loin d'être le cas. Les auteurs nous rappellent qu'il existe peu de grandes innovations médicamenteuses récentes, en dehors de certains cancers, de maladies auto-immunes et de quelques maladies rares, véritables « niches médicales ». Ces innovations sont vendues à prix d'or par des laboratoires qui bénéficient de crédits d'impôt pour développer une recherche, en réalité menée ailleurs, dans de petites start-ups ou dans des laboratoires universitaires. Ce constat fait dire aux auteurs que nous payons deux fois, une fois pour financer la recherche publique ou le laboratoire qui rachète la start-up, et une autre fois, *via* la Sécurité sociale, pour financer l'achat du médicament.

Les auteurs ont rempli leur devoir d'alerte surmédicamenteuse avec courage et compétence. Ce livre, facile à lire, fait très bien le tour du problème avec plus de 400 références et des exemples bien choisis : thalidomide, Mediator, Dépakine, Androcur, Levothyrox, vaccins covid… Les auteurs dénoncent la puissance et l'opacité des grands labos, la stigmatisation des lanceurs d'alerte, le dévoiement de la recherche clinique (devenue trop inféodée aux laboratoires pharmaceutiques), la complaisance des autorités de santé, l'aveuglement croissant des organismes de surveillance, la duplicité des politiques, le manque d'esprit critique des sachants, l'obscurantisme des médias et l'oubli des objectifs de santé publique, notamment en matière de prévention.

Ce livre est important tellement il est devenu difficile d'alerter et de remettre certains dogmes en question. Il contribuera à l'impérieuse nécessité de réveiller les consciences, de sensibiliser les autorités et de revoir l'enseignement de nos précieux étudiants en médecine, pour éveiller leur sens critique et mieux les former à la pratique de la bonne médecine, à l'évaluation objective de la recherche et à l'usage raisonné du médicament. À ce titre, ce livre devrait faire partie des lectures obligatoires du futur médecin, comme *Docteur Knock*, de Jules Romains.

Car au bout du compte, nous, citoyens, serons les prochaines victimes de ce système médicamenteux inflationniste qui menace, à terme, la survie de notre système de santé, financé par la solidarité nationale. Heureusement, il existe des solutions, ébauchées en fin d'ouvrage. Faut-il encore être entendu. On doit espérer que ce livre y contribuera.

Pr Éric Caumes

Introduction

« L'envie de prendre des médicaments est peut-être la principale différence entre l'homme et l'animal », aurait déclaré le médecin canadien William Osler (1849-1919).

Nous ne sommes ni antiscience, ni complotistes, ni antivax mais estimons, en nous appuyant sur des travaux de chercheurs indépendants, que la surmédication est devenue la plus sérieuse menace pour la vie et la santé humaines, après le réchauffement climatique.

Nous avons brièvement abordé, ci-dessus, l'histoire de Sayo et la façon dont la surprescription de médicaments lui a été fatale. Nous racontons son histoire plus tard dans le livre.

Il existe de multiples façons dont les médicaments peuvent tuer, depuis les interactions délétères jusqu'aux surdosages volontaires ou non, en passant par la toxicité intrinsèque, les allergies, les erreurs de prescription et d'administration. Pour alléger le présent ouvrage, nous avons choisi de les développer à part[1].

Difficile à croire, quand plusieurs milliers de médicaments se trouvent en pénurie, dont des molécules extrêmement efficaces et fiables, qui sauvent, chaque jour, d'innombrables vies. Pourtant, le paradoxe n'est qu'apparent. Il s'agit en effet des deux faces d'une même médaille : un système à la fois ultracapitaliste et, par certains côtés, hyper-régulé, qui n'est plus au service de la collectivité mais des profits et des carrières de quelques-uns.

L'épisode de biopolitique de la crise sanitaire, pour reprendre le néologisme forgé par Michel Foucault, a semblé accentuer cette dérive du système de santé. La surmédication nous tue à petit feu, comme la chaleur finit par avoir raison d'une grenouille dont on chauffe progressivement le bocal, alors qu'une hausse brutale de la température l'aurait fait bondir hors du récipient. Notre rapport aux médicaments reflète la particularité unique de ce produit de grande consommation : la personne qui en contrôle l'achat n'est pas celle qui l'absorbe. Ce qui entraîne une cascade de conséquences, dont toute tentative de mesure correctrice doit tenir compte.

L'industrie porte une part importante de responsabilité dans la dérive mortifère à laquelle nous assistons. Mais pour en arriver à un dévoiement aussi marqué du système, il lui a fallu *a minima* l'immobilisme, l'incurie des autorités sanitaires. Enfin, les prescripteurs, et en premier lieu les médecins, se sont souvent laissé enfermer dans des pratiques dignes du néfaste Dr Knock.

« Gabegie », « racket », « hold-up » : les mots de l'indignation

Au fil des dernières décennies, plusieurs auteurs, dont des professeurs de médecine reconnus comme Bernard Bégaud et Peter Gøtzsche, ont dénoncé dans les termes les plus énergiques cette situation, catastrophique pour la santé publique et pour son financement : « gabegie », « racket », « hold-up »... Rien n'y fait, même quand un scandale national comme le Mediator met au jour la proximité toxique entre les firmes et les organismes censés les réguler. Opaques, richissimes, maîtrisant à la perfection les rouages politiques et médiatiques, les « Big Pharma », qui tentent d'imposer l'expression « sciences de la vie » pour désigner leur secteur, tout comme les « phytosanitaires » voudraient remplacer les pesticides et la « vidéoprotection » faire oublier la vidéosurveillance, semblent presque sortir renforcées des pires scandales.

Les rares tentatives visant à leur imposer un peu plus de transparence et à limiter leurs profits indécents tournent court, ou sont récupérées à leur profit[2].

La France se distingue par une consommation médicamenteuse parmi les plus élevées d'Europe, atteignant 328 milliards d'euros en 2022, en hausse de 9 % par rapport à 2021, s'alarmait un groupe de professionnels de santé dans une tribune parue dans *Le Monde* en juin 2024[3]. « Une partie considérable de ces prescriptions est jugée inappropriée à l'égard des recommandations et/ou des référentiels : 54 % des résidents en Ehpad et 25 % des personnes âgées en ville reçoivent des prescriptions inadéquates », poursuivaient-ils. « Ces pratiques augmentent le risque que les médicaments interagissent entre eux et contribuent à l'augmentation des hospitalisations pour effets indésirables médicamenteux, qui ont plus que doublé entre 2007 et 2018. »

En finance, les actions des firmes de la Big Pharma sont admises et même recherchées dans les fonds « ESG » (environnement-social-gouvernance, label très prisé de la finance « éthique », où sont interdits le tabac, les armes, etc.). Un comble, alors qu'une partie significative de cette industrie pollue nos organismes et l'environnement, est régulièrement surprise à tricher et à frauder, refuse la transparence depuis des décennies et pille les solidarités nationales des pays qui ont la chance d'en disposer.

« Sans même évoquer les crédits d'impôts-recherche et les subventions, rappelons que c'est grâce aux patients rendus solvables par les systèmes de Sécurité sociale que ces recherches sont financées, donc par de l'argent public », assène Bruno Toussaint[4], ancien directeur de la rédaction de *Prescrire*, seule revue médicale française totalement indépendante de l'industrie[5].

Infertilité et médicaments : un angle mort

La fécondité est en chute libre[6]. Et malgré toujours plus de médicaments, de vaccins et une baisse de la consommation de tabac, la progression de l'espérance de vie patine dans les pays « riches », une tendance démarrée avant le covid[7].

Outre les pesticides et les plastiques, nos rivières et nos nappes phréatiques sont polluées par les résidus des médicaments que nous absorbons[8]. Les médicaments représentent probablement la première source de perturbateurs endocriniens, mais nous sommes si conditionnés à ne leur prêter que des vertus que leurs effets délétères semblent relégués dans un angle mort de notre conscience[9]. En février 2022, le *Rapport sur les causes d'infertilité – Vers une stratégie nationale de lutte contre l'infertilité*[10] remis au gouvernement par Salomé Berlioux et par le Pr Samir Hamamah en a fourni une preuve éclatante, consacrant plusieurs pages aux perturbateurs endocriniens présents dans notre environnement mais seulement quelques lignes aux médicaments[11]. Pourtant, ces derniers constituent une source majeure de perturbation endocrinienne. Et certains peuvent également gravement affecter notre fonctionnement sexuel. Ainsi, même l'Agence européenne du médicament (AEM), si timorée lorsqu'il faut sortir de la doxa du médicament toujours « sûr et efficace », a reconnu en 2019 les effets sexuels délétères de long terme des antidépresseurs les plus courants[12]. Des médicaments consommés par 10 à 15 % de la population des pays « riches[13] »... Des symptômes de perte de libido et du fonctionnement sexuel sont également régulièrement rapportés après des traitements contre l'alopécie masculine (finastéride) et contre l'acné (isotrétinoïne)[14]. Le recours aux médicaments s'est tellement banalisé que les bébés étasuniens nés en 2019 passeront, en moyenne, la moitié de leur vie sous médicaments, annonce le Pr Peter Gøtzsche[15].

Les jeunes sont particulièrement concernés, qui consomment de plus en plus de psychotropes[16], mais où est la Greta Thunberg du médicament, celle qui dénoncerait le « changement climatique de la santé » en cours dans nos corps surmédiqués[17] ? Cette expression a été inaugurée par Charles Medawar, fondateur de l'ONG britannique Social Audit et expert de la santé publique, lors d'une conférence donnée en novembre 2018 à Londres. Il évoquait aussi un « Pharmageddon[18] ». « Nous avons bénéficié d'inventions énergivores : voitures, avions, machines à laver qui, individuellement, nous ont semblé grandement améliorer notre vie », rappelait-il. « Mais elles ont également mis en branle un désastre écologique d'une ampleur inimaginable. » De même, individuellement, nous bénéficions parfois de traitements qui sauvent nos vies ou nous évitent des séquelles lourdes. En revanche, à l'échelle de nos pays, la surmédication, déjà à l'origine de 1 200 000 journées d'hospitalisation par an en France[19], tuerait, chaque année, au moins 20 000 personnes dans notre pays – à peu près dix fois plus que les accidents de la route – et près de 200 000 dans l'Union européenne (lire p. 14)[20].

On pense également à la « Némésis médicale » qu'annonçait, dès les années 1970, le penseur autrichien Ivan Illich, avec une médicalisation risquant de déshumaniser les populations. À ses yeux, « la menace principale pesant sur la santé à l'échelle mondiale est la médecine moderne », « paradigme de toutes les méga-techniques qui nous promettent de transcender la condition humaine », une « menace déguisée en soin » qui « forme un programme bureaucratique florissant reposant sur le déni du besoin de chaque humain de faire face à la douleur, à la maladie et à la mort ». En tuant la maladie, elle ne sauve pas le malade. Dominant l'individu, réduit à l'état d'objet technologique, l'outil devient contre-productif, créant une iatrogénie sociale et culturelle[21].

Outre les implications cliniques et budgétaires, la surprescription présente également un impact environnemental considérable, relevait la tribune du *Monde* citée plus haut. « Le secteur de la santé est responsable d'environ 8 % des émissions de CO_2 en France. Les médicaments représentent presque un tiers de ces émissions à cause notamment de leurs lieux de production polluants en Asie. Enfin, en 2018, 17 600 tonnes de médicaments non utilisés ont été jetées par les Français, affectant la vie aquatique et favorisant l'émergence de bactéries résistantes. »

Du fait de la quantité d'acteurs impliqués, la mise en œuvre de politiques de déprescription sera très délicate, préviennent les auteurs : « Promouvoir la déprescription comme un instrument de qualité des soins et de soutenabilité environnementale et financière nécessite que les contraintes systémiques soient abordées. Or, changer les comportements avec des incitations financières auprès d'un seul groupe de professionnels, les médecins, ne répond pas à cet enjeu complexe. Il faut pour cela des politiques publiques qui permettent de comprendre les déterminants (professionnels, organisationnels…) de la surprescription, et les freins et leviers à la déprescription ; d'identifier les outils pertinents et d'élaborer une stratégie globale ; de produire des interventions contextualisées qui peuvent être évaluées avec les acteurs clés. » Nous verrons dans le premier chapitre que les initiatives en la matière se trouvent bien loin d'une intervention systémique.

Les femmes en première ligne

Les féministes savent-elles que les femmes consomment généralement deux fois plus de psychotropes que les hommes[22] ? Après la pilule, les antidépresseurs forment la catégorie de médicaments les plus consommés par les jeunes filles en Grande-Bretagne[23]. Aux femmes ménopausées, on prescrit des hormones, qui augmentent notamment le risque de cancer du sein, et des biphosphonates, censés protéger de l'ostéoporose. En épaississant artificiellement les os, ces molécules se trouvent notamment à l'origine de fractures particulièrement difficiles à soigner, aboutissant parfois à une boiterie définitive[24]. Si l'on excepte la contraception, pour laquelle il n'existe pas encore vraiment de solution aisée et sûre, la moitié de la population a-t-elle un besoin chronique d'un soutien médicamenteux ? Être une femme s'apparente-t-il à une maladie ?

Échapper au système de santé, un luxe de riches ?

Nous assistons à un renversement de paradigme : se soigner constituait autrefois un luxe mais aujourd'hui, seuls les « riches » connaissent les dangers de la surmédication mortifère et sont capables de s'en préserver. Le « mainstream » s'est déplacé, laissant les médecins « à l'ancienne » isolés sur un îlot de bon sens, comme les ours polaires sur les derniers morceaux de banquise…

Des médecins en arrivent à conseiller de consulter leurs confrères/sœurs le moins possible tant ils les savent pris dans une « bulle » de mésinformation entretenue par l'industrie, souvent avec la complaisance des autorités sanitaires. Une bulle qui parfois annihile le bon sens et peut conduire à nier des évidences.

Quant aux médecins et chercheurs « non alignés » qui alertent sur cette dérive – les David du Goliath pharmaceutique –, ils en paient le prix fort sur leur carrière (lire p. 64).

On voit mal cependant comment Goliath pourrait être vaincu. Une enquête d'Investigate Europe a montré en juin 2024[25] que 15 des principales multinationales pharmaceutiques détiennent plus de 1 300 filiales dans des paradis fiscaux. Ces structures ont contribué à générer, au fil des cinq années écoulées, 580 milliards d'euros de bénéfices, soit plus que le total des sommes que ces firmes affirment avoir consacrées à la R&D[26].

Partie I

SURMÉDICATION : LA FRANCE (ET LE MONDE) MALADE(S) DU MÉDICAMENT

MÉDICAMENTS : LES PÉNURIES PEUVENT TUER... LE TROP-PLEIN AUSSI

> « *Plus de la moitié des médicaments prescrits sont superflus.* »
>
> Pr Joan-Ramon Laporte, titulaire émérite
> de la chaire de pharmacovigilance[27]
> de l'université autonome
> de Barcelone, ancien expert pour
> l'OMS et la Commission européenne,
> lanceur d'alerte pour l'affaire du Vioxx[28]

> « *Bien que porteuse d'un discours très libéral, l'industrie [pharmaceutique] prospère grâce à l'argent public – des remboursements par la Sécurité sociale aux nombreuses subventions et autres crédits d'impôt. Elle maîtrise, en France, les arcanes d'un système hyper-régulé et centralisé autour d'une poignée d'interlocuteurs clés. Le tout en maintenant le secret sur ses coûts de fabrication et la ventilation exacte de ses recettes et dépenses.* »
>
> Jean Poitou, pharmacien hospitalier
> et chargé de cours à l'université Grenoble-
> Alpes, *Le Monde diplomatique*, février 2024

Le 5 juin 2024, le journal matinal de France Culture traite des dangers de la surconsommation de médicaments, notamment chez les personnes âgées. Le sujet diffusé signale le lancement, la veille, d'un plan financé par le Leem (« Les entreprises du médicament »), le lobby de l'industrie pharmaceutique française, à hauteur de 2 millions d'euros. Il comprend une campagne de pub visant à inciter les Français à… réduire leur consommation de médicaments.

Le slogan pour les patients : « Réduisons le volume ». Une belle initiative altruiste ? Non. Loin de se tirer une balle dans le pied, comme on pourrait le croire au premier abord, le Leem, par cette initiative, ménage cette poule aux œufs d'or que représente l'Assurance maladie.

Jouer ainsi les premiers de classe lui permet de « ripoliner » son image et d'envoyer des signes de bonne volonté au gouvernement. Tout en combattant bec et ongles, en coulisses, les baisses des prix des médicaments imposées par l'État (850 millions d'euros dans le PLFSS 2024). Et tout en luttant contre une fiscalité jugée confiscatoire, notamment à cause de la fameuse « clause de sauvegarde », une taxe dont l'industrie doit s'acquitter en cas de dérapage des dépenses prévues de consommation de médicaments[29]. Il ne faudrait pas pour autant croire que le gouvernement maltraite l'industrie. Le Leem le reconnaît en creux, en accordant un franc satisfecit[30] au rapport[31], paru en août 2023, de la « Mission Borne »[32]. Nous verrons à quel point l'État a renoncé à son rôle de pilotage en matière de médicament.

Le Leem, un ami qui nous veut du bien ?

Le plan du Leem représente donc une façon peu coûteuse pour le secteur de s'offrir une image vertueuse de sobriété, alors qu'il réalise plus de 80 % de marge sur certaines molécules récentes et que les tarifs prohibitifs pratiqués sur une partie des médicaments menacent la pérennité de notre système de santé (lire p. 23). Un moyen aussi, sans doute, de laisser croire que les firmes s'engagent dans la voie de l'autorégulation, même si, depuis des décennies, des exemples comme la « malbouffe » et l'alcool montrent que cela ne fonctionne pas[33]. Les belles promesses n'engagent que ceux qui les croient…

La veille du lancement de la campagne, le magazine *Challenges*[34] déroule les statistiques : la France figure en 9e place au sein de l'OCDE pour ses dépenses pharmaceutiques avec 701 dollars (647 euros) par an et par habitant en 2021, en grande majorité des médicaments sur ordonnance. « Deux fois moins que les États-Unis (1 432 dollars) et loin derrière l'Allemagne (1 006 dollars), mais encore bien au-dessus de la moyenne (614 euros) », écrit la journaliste Isabelle de Foucaud, auteure de l'article.

On apprend ensuite que près de la moitié des seniors prennent au moins cinq médicaments par jour, d'après la Cnam. Et que l'Inserm se préoccupe de la surconsommation de médicaments par les enfants (+ 4 % de prescriptions aux mineurs en 2018-2019 par rapport à 2010-2011), selon son étude de 2021. Cette dernière montre également que les enfants français avalent cinq fois plus d'antibiotiques que les petits Néerlandais.

Altruisme de l'industrie ?

De plus, les campagnes du type « Parlez-en à votre médecin » et « Parlez-en à votre pharmacien », comme celle-ci, finissent immanquablement par faire augmenter la consommation pharmaceutique. « Des études ont démontré que quand un patient demande à son médecin un médicament en utilisant son nom précis, qu'il en ait besoin ou non, les chances d'obtenir une prescription pour le produit sont plus grandes », déclarait à Radio Canada Joel Lexchin, professeur émérite à l'université canadienne York, dans un article de juin 2024 consacré à l'antidiabétique Ozempic, détourné pour la perte de poids[35]. « La publicité "Parlez-en à votre médecin" est une stratégie publicitaire souvent utilisée par ces compagnies pour démocratiser un produit. »

Les médecins de sa génération ont vécu un changement de paradigme – l'expression, malheureusement galvaudée, s'applique ici parfaitement. La médecine « knockienne[36] » règne désormais en maîtresse. Voici un demi-siècle, les Drs Parpalaid prodiguaient leurs soins à des gens parce que ces derniers développaient une pathologie, subissaient un accident, etc. Aujourd'hui, les Drs Knock « prennent en charge » des « facteurs de risque », créant au passage des millions de malades qui se croyaient bien-portants. La sénatrice Laurence Cohen, co-rapportrice du remarquable rapport sénatorial de juillet 2023 sur les pénuries de médicaments[37], le résume ainsi :

« L'industrie développe certains médicaments qui ne soignent pas vraiment, mais agissent sur un paramètre, et il faut les prendre à vie. C'est le cas, par exemple, des hypocholestérolémiants. C'est très rentable pour les laboratoires, d'autant que dans certaines conditions, il peut y avoir chronicisation. » Un traitement d'une semaine, qui guérit définitivement une maladie, ne fera jamais la fortune d'une entreprise.

Santé florissante… des firmes

Les firmes pharmaceutiques prétendent donc nous inciter à la modération tout en « poussant à la roue » systématiquement, depuis les années 1980, pour nous faire consommer plus. Nous voilà surdépistés, surdiagnostiqués, gavés de médicaments, avec pour résultat la santé florissante… de l'industrie, tandis que nous allons de plus en plus mal.

On peut parler d'une épidémie d'effets indésirables, augmentant à un rythme deux fois supérieur à celui des prescriptions, s'alarmait un groupe de scientifiques et de cliniciens dans la célèbre revue médicale britannique *The Lancet* en… 2011[38] ! Ils rappelaient qu'en 2008, la Commission européenne avait calculé que 197 000 habitants de l'UE succombaient chaque année à des effets indésirables, ce qui coûtait à la collectivité 79 milliards d'euros. Plus de quinze ans plus tard, où en sommes-nous ?

Pour ce qui concerne la France, le professeur de pharmacologie Bernard Bégaud affirmait en 2013 que les médicaments y provoquaient au moins 18 000 décès par an[39]. Pour notre pays comme pour l'UE, il n'a pas été possible de trouver des chiffres actualisés, ce qui en dit long sur l'aveuglement collectif que nous entretenons sur la question. Nous disposons en revanche d'une étude du Réseau français des centres régionaux de pharmacovigilance parue en 2022[40], montrant qu'en 2018, 8,5 % des hospitalisations dans nos établissements publics de santé sont liées à un effet indésirable médicamenteux. Une augmentation de 136 % en douze ans, précisent les auteurs du rapport, et une tendance « que l'on observe dans d'autres pays ». Ainsi, au Royaume-Uni, selon une étude de 2022, les effets indésirables des médicaments ont directement provoqué, ou contribué à 16,5 % de toutes les hospitalisations[41].

Le manque de transparence sur les données issues des essais cliniques (lire p. 90) complique encore la tâche des autorités sanitaires et des prescripteurs, juge Bruno Toussaint : « L'estimation habituelle est qu'environ la moitié des effets indésirables des médicaments sont évitables, en utilisant la meilleure molécule dans la situation précise du patient (telle maladie, à tel stade, avec tels antécédents), à la posologie *ad hoc*, avec la surveillance *ad hoc* pour, si besoin, arrêter avant que les dégâts prennent de l'ampleur. Le manque de transparence, le manque de données, gêne pour déterminer le meilleur traitement pour tel patient précisément. La non-publication de données "négatives" peut laisser croire qu'un médicament est justifié, malgré ses dangers, alors qu'en réalité, il n'est pas plus efficace qu'un placebo, comme pour certains anti-inflammatoires et antidépresseurs. Je ne sais pas comment chiffrer ça… mais c'est sûr que c'est trop[42] ! »

Psychotropes : 2 % de mortalité annuelle

Pour le Pr Peter Gøtzsche, les médicaments psychiatriques portent une part de responsabilité majeure dans cette hécatombe[43]. En premier lieu, le chercheur danois estime que les décès dus aux médicaments prescrits sont très sous-évalués et que leur poids dans la mortalité ne cesse de croître. Ainsi, en 2013, il calcule qu'ils représentent dans les pays occidentaux la troisième cause de décès, après les maladies cardiovasculaires et les cancers. En 2015, il arrive à la conclusion que les psychotropes à eux seuls forment la troisième cause de décès. Sur l'excellent site Mad in America, créé par le journaliste d'investigation étasunien Robert Whitaker, Gøtzsche livre en avril 2024 les étapes de son raisonnement. En tenant compte des multiples limites des essais cliniques randomisés et de plusieurs bonnes études de cohorte[44], le médecin estime que les psychotropes entraînent une mortalité annuelle de 2 % chez les patients[45]. Pour ce qui concerne l'ensemble des médicaments, il en arrive aux chiffres suivants pour les États-Unis en 2023 :

- Décès à l'hôpital dus aux effets indésirables de tous les médicaments : 315 000
- Ensemble des décès dus aux psychotropes : 390 000
- Ensemble des décès dus aux opioïdes de synthèse : 70 000
- Ensemble des décès dus aux anti-inflammatoires non stéroïdiens : 107 000 (1)

Ces totaux (2) sont à comparer aux décès pour les principales autres causes :

- Maladies cardiovasculaires : 695 547
- Cancer : 605 213
- Covid-19 : 416 893 (3)
- Accidents : 224 935

(1) « On estime que les complications d'ulcères gastriques chez les utilisateurs d'anti-inflammatoires non stéroïdiens (AINS) provoquent 3 700 décès en Grande-Bretagne[39], ce qui correspond à environ 20 000 décès aux États-Unis. Donc l'estimation totale des décès dus aux AINS s'élève à environ 107 000. »

(2) Si nous additionnons les estimations ci-dessus : 315 000 décès à l'hôpital, 390 000 décès dus aux psychotropes, 70 000 aux opioïdes de synthèse et 107 000 aux AINS, on obtient un total de 882 000 décès annuels dus aux médicaments aux États-Unis.

(3) Mais le chercheur précise que ce chiffre est extrêmement surestimé du fait « de la consigne de l'OMS de considérer toute personne décédée après un test positif comme ayant succombé au covid[46] ». D'où la troisième place des médicaments.

Nous évoquerons en détail les effets délétères des psychotropes, notamment chez les enfants et adolescents, dans la partie III.

Pour revenir à l'Europe et à l'ensemble des décès provoqués par la surprescription, il peut s'avérer utile de recourir à une comparaison, car les chiffres nous semblent souvent abstraits. Quand 197 000 personnes décèdent chaque année, c'est comme si 656 jets de 300 personnes s'écrasaient entre le 1er janvier et le 31 décembre. Plus de deux crashs par jour. Pour la France, on arriverait à un peu plus d'un avion par semaine – 60 sur l'année. Qui prendrait encore l'avion ? Pourtant, nous embarquons gaiement dans le « jet » de la surconsommation de pilules, comprimés, gélules, piqûres, etc., persuadés que c'est pour notre bien. Nous entretenons ainsi cette épidémie silencieuse.

Comment votre ordonnance pourrait vous tuer

De nombreuses personnes – y compris des médecins – voient les médicaments comme des « balles magiques » (*magic bullets*), pour reprendre le terme utilisé en 1907 par le prix Nobel allemand Paul Ehrlich. Ils pensent que, tels des missiles de haute précision, ils sont capables d'atterrir pile sur leur cible – par exemple, une bactérie pour un antibiotique – pour la détruire, sans provoquer de dégâts autour. Cette vision est naïve. Tous les médicaments pénètrent presque partout dans le corps. Aucune substance active ne peut être entièrement dépourvue d'effets indésirables. « Par ailleurs, nous sommes tous différents, un médicament salvateur pour une personne pourra s'avérer fatal à une autre », rappelle Peter Selley.

Les traitements médicamenteux peuvent être divisés en trois familles. Les médicaments « chimiques », les plus courants : des molécules généralement de petite taille, absorbées par l'organisme à doses modérées. Il s'agit par exemple de l'aspirine, de la pénicilline, des antidépresseurs, etc. En deuxième lieu, les vaccins : administrés en petites doses, ils persistent dans l'organisme jusqu'à leur métabolisation. Enfin, les nouvelles générations de médicaments sont dites « biologiques » ; ils sont générés en laboratoire par des cultures d'organismes vivants, et ressemblent à des molécules naturelles, généralement beaucoup plus volumineuses que celles des médicaments chimiques. Ils sont administrés par injection. On peut donner l'exemple des anticorps monoclonaux.

Quand les brevets tombent, on peut commencer la fabrication de génériques (pour les médicaments chimiques) ou de biosimilaires (pour les médicaments biologiques).

Trop d'un côté, pas assez de l'autre : le paradoxe du médicament

Antibiotiques, analgésiques, anti-inflammatoires, anticancéreux, antidiabétiques… Autant de médicaments régulièrement « en rupture » depuis quelques années, dans un pays qui se targue de figurer à la cinquième place des États producteurs. Mais la mondialisation a profondément rebattu les cartes de l'industrie pharmaceutique ; désormais, Chine et Inde fournissent conjointement 80 % des principes actifs qu'elle utilise. Ce pourcentage n'était que de 20 % il y a trente ans[47]. Les ruptures concernent souvent des molécules anciennes, dont la fiabilité est bien connue, tombées dans le domaine public. Génériquées, elles deviennent beaucoup moins rentables pour les firmes, qui les délaissent au profit de nouvelles molécules sous brevet, tout en exerçant régulièrement des pressions sur les autorités sanitaires pour en obtenir de meilleurs prix[48].

« Si des pénuries aussi nombreuses et aussi longues étaient survenues brutalement, elles auraient été jugées insupportables et auraient provoqué des réactions fortes des professionnels, du public et des autorités compétentes », estime Jean Poitou[49]. « À l'indignation qu'aurait fait naître l'apparition soudaine d'un tel niveau de pénurie s'est donc substituée une attitude de résignation fataliste, entretenue par les discours des industriels sur les raisons des difficultés qu'ils rencontrent. De plus, chaque patient est concentré sur sa propre urgence, la prise de conscience collective est donc beaucoup moins aisée. »

Le médicament n'est pas un simple bien de consommation

« Le médicament est un produit de santé publique que l'on ne peut pas considérer comme un simple bien de consommation », nous confie Laurence Cohen (PC), qui qualifie le rapport sénatorial très approfondi qu'elle a cosigné[50] de « signal d'alarme ». « Le constat d'échec de la politique du médicament est partagé par tous

– les pénuries se multiplient et on nous annonce qu'elles vont encore s'accentuer –, mais on continue à aller dans le mur. Notre rapport déplore un manque de volonté de tirer les enseignements des pénuries, une poursuite obstinée de la même politique, un contrôle très défaillant de l'utilisation de l'argent public. L'exécutif, répétant les arguments de l'industrie, martèle que les médicaments ne sont pas suffisamment chers, notamment les plus anciens. Nous démontons cet argument : les pénuries touchent aussi les pays où les prix sont très élevés, comme la Suisse. Elles sont multifactorielles. L'argument des laboratoires, selon lequel il faut augmenter les prix pour financer la recherche-développement et favoriser l'innovation, ne tient pas puisque, désormais, l'industrie se contente d'acquérir des start-up pour récupérer leurs produits innovants » (sur la pseudo-innovation, lire aussi p. 31).

Une tribune parue le 3 mai 2023 dans *Libération* alertait par ailleurs sur le risque qu'une hausse des prix aboutisse à priver les pays pauvres de nombreux traitements[51]. L'exécutif ne se situe clairement pas dans la même ligne. Ainsi, le 1er mars 2023, le ministre de la Santé François Braun déclare devant l'Assemblée nationale[52] : « Le dernier budget de la Sécurité sociale soutient fortement le secteur stratégique du médicament, en permettant une croissance nette d'environ 3 % entre 2022 et 2023. Cette hausse correspond très concrètement à 800 millions d'euros supplémentaires de montants remboursés, pour la seule année en cours. Elle matérialise l'engagement que le président de la République a pris lors du dernier Conseil stratégique des industries de santé (CSIS) de 2021. » La Sécurité sociale a versé jusqu'à 2 milliards d'euros à un laboratoire détenant un des producteurs d'amoxicilline, régulièrement en pénurie[53]. Veut-on nous faire croire qu'une industrie qui parvient à créer, en quelques mois, un vaccin et à mettre sur pied des chaînes de production pour immuniser plusieurs milliards de personnes n'est pas capable de produire en quantité suffisante une molécule aussi simple que l'amoxicilline ?

La « souveraineté sanitaire » est loin

Dans un contexte de mondialisation et de financiarisation du secteur pharmaceutique, États et autorités de régulation semblent, au minimum, impuissants à faire valoir les considérations de santé publique et *a fortiori* de « souveraineté sanitaire ». En France, le rapport sénatorial et les associations et ONG – France Assos Santé, OTMeds, etc. – constatent qu'il n'existe pas vraiment de volonté politique d'imposer des mesures un tant soit peu coercitives à l'industrie, ni même de mettre fin à l'opacité qu'elle entretient savamment, par exemple sur ses coûts de production.

« Les autorités sanitaires elles-mêmes fonctionnent en silo », assure Laurence Cohen[54]. « Par exemple, le Comité économique des produits de santé, le CEPS[55], fixe les prix des produits dans l'opacité : seul le prix facial est communiqué, pas les remises consenties par les labos, sous prétexte qu'ils risqueraient de ne plus les appliquer si l'on dévoilait ainsi des éléments de leur politique commerciale. Or le marché français est intéressant pour les industriels, notamment parce qu'il est solvabilisé par notre Sécu. »

En 2020, le professeur de pharmacologie bordelais Bernard Bégaud, l'un des pontes de la pharmacovigilance française, écrit[56] que « le système de fixation du prix des médicaments [est] une machine à perdre pour les États, une foreuse de trous pour les systèmes de remboursement de soins ». Ses constats rejoignent ceux qu'opéreront Laurence Cohen et sa collègue sénatrice Sonia de La Provôté (LC), trois ans plus tard : il chiffre le gaspillage pharmaceutique à plus de 10 milliards d'euros par an et dénonce le fait que l'usage injustifié ou non conforme des médicaments provoque la moitié des effets indésirables survenant en France, souvent fatals. Le chercheur souligne la part de responsabilité des autorités sanitaires, souveraines en théorie pour décider de l'autorisation et du remboursement des médicaments, la cupidité sans limites de l'industrie et le discrédit de la parole scientifique, le tout concourant à une « passivité globale endémique ».

Les caisses de la Sécu se trouvent de plus en plus pillées par le remboursement de quelques innovations de niche, commercialisées à des prix exorbitants (lire p. 23). L'industrie se permet même de facturer ses produits en fonction des économies qu'ils sont censés faire réaliser aux systèmes de santé plutôt qu'en fonction de leurs coûts de développement[57].

Cela menace, à moyen terme, la survie du système de santé financé par la solidarité nationale. « Cafouillages et amateurisme caractérisent l'action du gouvernement, et tout le système navigue à vue », assène Laurence Cohen. « Par exemple, l'Assurance maladie ne dispose pas d'une estimation du coût des pénuries, alors qu'elles entraînent de réelles pertes de chances. »

Nous nous trouvons donc dans une situation où tant les pénuries que la surmédication peuvent tuer des patients, ou être à l'origine de conséquences dramatiques pour eux. Pour comprendre ce paradoxe apparent, il est nécessaire de se plonger un peu dans la politique de santé publique et dans ses relations avec l'industrie.

Trente fois plus de ruptures en dix ans

L'Assurance maladie recensait 868 signalements de rupture en 2018 et 3761 en 2022. Elle en a comptabilisé 4900 en 2023. Limitées à quelques molécules ponctuellement indisponibles voici une dizaine d'années, les pénuries n'ont cessé de prendre de l'ampleur. L'Ordre national des pharmaciens estimait dans un communiqué de novembre 2023 qu'en une décennie, elles avaient été multipliées par 30. Elles touchent désormais toutes les catégories de molécules. Les pharmaciens perdent des heures à appeler les grossistes et les fabricants pour obtenir quelques boîtes. Quand ils ne parviennent pas à en trouver, ils doivent très souvent contacter le médecin prescripteur pour qu'il préconise un traitement de substitution. Autant de temps perdu pour les consultations.

Bien sûr, la première victime des pénuries est le patient. Régulièrement, des reportages télévisés suivent, d'officine en officine, de jeunes parents paniqués de ne pas trouver d'amoxicilline pédiatrique pour leur bébé malade. Notons au passage qu'une note de synthèse de l'ANSM alertait sur la « criticité de l'approvisionnement » de cette substance dès 2016[58].

Mais le problème s'étend bien au-delà de cet antibiotique. Il n'est pas inutile de rappeler que, tous les jours, des médicaments sauvent des vies et améliorent l'existence de millions de malades dans le monde. Catherine Simonin, qui représente la Ligue contre le cancer au sein de France Assos Santé, le rappelle sur France Info le 13 mai 2024[59] : « Dans pas mal de maladies graves, des traitements essentiels très anciens, plus du tout sous brevet, manquent à l'appel. Cela engage des pronostics vitaux parfois, [cause] des pertes de chances pour les patients, ou des séquelles, parce que [en l'absence du traitement permettant de limiter l'évolution de la tumeur], il faudra réaliser plus d'opérations chirurgicales pour le cancer de la vessie, par exemple. » France Assos Santé signe en mai 2024 un appel de 14 associations (dont l'UFC-Que Choisir, la Ligue contre le cancer et Aides) réclamant « une régulation du marché pharmaceutique ». Le texte dénonce l'inadéquation des politiques du médicament aux besoins de santé publique.

Négociation « structurellement déséquilibrée »

Un constat qui rejoint celui établi par Laurence Cohen et Sonia de La Provôté (LC). Leur rapport décrit un gouvernement qui, se contentant d'effets d'annonce, s'est laissé déposséder de son rôle de pilotage stratégique et a laissé la bride sur le cou à l'industrie.

« La négociation entre les pouvoirs publics et les grands laboratoires est structurellement déséquilibrée : les menaces d'arrêt de commercialisation, de déremboursement ou de déni d'accès précoce sont des armes de choix entre les mains des exploitants », préviennent les sénatrices dans leur rapport. « Le résultat de ce chantage aux prix, encouragé par la financiarisation des laboratoires, est une explosion du prix en faveur des traitements innovants. »

« Un laboratoire qui développe un médicament en monopole dispose, de fait, d'un droit de vie ou de mort sur les patientes et les patients », écrivent-elles. En 2018, la firme étasunienne Vertex avait ainsi menacé d'arrêter un essai clinique mené en France sur des malades atteints de mucoviscidose si les négociations avec l'État pour fixer le prix d'un autre traitement de la firme n'aboutissaient pas. L'association Vaincre la Mucoviscidose avait dénoncé un chantage du laboratoire[60].

Chantage des labos sur les « nichebusters »

Le mot « chantage » peut choquer. Il ne semble malheureusement pas exagéré. La journaliste Rozenn Le Saint l'a d'ailleurs choisi pour titre de son livre sorti en 2023[61]. Elle y démonte consciencieusement les mécanismes grâce auxquels l'industrie extorque – c'est aussi le terme utilisé – des milliards d'argent public et dresse un « palmarès de ce racket » (*sic*). Autant de termes forts, là encore parfaitement justifiés selon nous. On y comprend comment les laboratoires parviennent à cacher leur responsabilité dans la survenue de pénuries tout en obtenant des aides de l'État. Souvent avec l'aide très coûteuse de cabinets de conseil[62].

Le Keytruda de MSD et le Darzalex de Johnson & Johnson pour certains cancers ciblés, le Kaftrio de Vertex pour la mucoviscidose, l'Hemlibra de Roche pour l'hémophilie A... Ces traitements se trouvent dans le classement des spécialités qui coûtent le plus cher à la Sécurité sociale, dénonce *Libération* en octobre 2023[63]. On les appelle les *nichebusters*, des blockbusters[64] de niche, administrés à un petit nombre de patients : quelques milliers au maximum. Ils leur sauvent souvent la vie, ou améliorent leur existence d'une façon radicale. L'industrie sait que dans des pays comme la France, la solidarité nationale a le devoir de prendre en charge ces produits vitaux. Elle profite de sa position de force pour en exiger des prix faramineux. En 2022, la Sécu a déboursé 5,8 milliards d'euros pour ces dix *nichebusters*, sur un total de remboursements de médicaments dépassant les 30 milliards (hors traitements et vaccins covid). Les laboratoires étasuniens Johnson & Johnson et MSD ainsi que le Suisse Novartis soutirent chacun à l'Assurance maladie plus de 2 milliards d'euros par an. Dans l'article de *Libération*, l'ancienne ministre de la Santé et ex-présidente de la Haute Autorité de santé (HAS), Agnès Buzyn, décrit la stratégie appliquée pour deux anticancéreux, le Keytruda (« médaille d'or » du coût pour la Sécu en 2022 avec près de 1,5 milliard d'euros) et l'Opdivo (en cinquième position avec 500 millions). Il s'agit d'obtenir des autorisations de mise sur le marché (AMM) à des tarifs extrêmement élevés pour des indications de niche puis de solliciter l'élargissement progressif de ces AMM à d'autres groupes de patients, même si les données s'avèrent bien moins convaincantes.

Logique de l'« hyperluxe »

Dans l'article, le quotidien interroge Pierre Chirac, de la rédaction de la revue médicale indépendante *Prescrire*. Ce médecin déclare : « Depuis une vingtaine d'années, compte tenu de la financiarisation du secteur, les laboratoires recherchent de plus en plus des niches très lucratives de traitements vendus à peu de patients mais à des prix exorbitants, pour contenter leurs investisseurs. Avec ces "nichebusters", on n'est plus dans une logique commerciale classique mais d'hyperluxe. Seul un nombre réduit de personnes, ou de pays comme la France qui les prend en charge, ont les moyens d'acheter. »

Malgré l'instauration, en 2023, d'une contribution ciblant les médicaments à forte croissance et chiffre d'affaires élevé, leur poids sur la solidarité nationale ne cesse de croître. En mai 2024[65], la Cour des comptes recommande, entre autres mesures, de ne plus indemniser les arrêts maladie inférieurs à huit jours pour enrayer le « déficit de la Sécu », présenté comme insoutenable et « qui atteindrait 17,2 milliards d'euros en 2027, sans plus de perspective de stabilisation et encore moins de retour à l'équilibre ». Dès lors, comment justifier d'alimenter à fonds perdu les bénéfices de l'industrie ? « Pour certains anticancéreux, nous avons calculé que les marges nettes de profit de l'industrie dépassent 80 % », s'indigne Patrick Durisch, expert en politique de santé de l'ONG suisse Public Eye[66].

Médicaments essentiels : le cafouillage français

En juin 2023, la présentation, par François Braun, d'une liste française des 450 « médicaments essentiels pour répondre aux besoins prioritaires des Français[67] », suscite de nombreuses questions. Elle semble avoir été assemblée à la va-vite, pour apporter un semblant de réponse au mécontentement croissant de la population frappée par les pénuries. Le Dr Christian Guy-Coichard, président du Formindep – association proche de *Prescrire*, défendant l'indépendance de la formation médicale et assurant notamment des actions d'éducation à la lutte contre les conflits d'intérêts –, nous déclare que « la HAS n'a pas été sollicitée pour cette liste, alors que cela relèverait, à l'évidence, de ses missions. Le gouvernement aurait également pu demander la contribution de *Prescrire* ».

De nombreux experts dénoncent les conditions de son élaboration, considérées comme peu transparentes. « On ignore si les rédacteurs de la liste présentaient des conflits d'intérêts », pointe Laurence Cohen lorsque nous l'interrogeons.

On remarque, dans la liste, des redondances, des absences inexplicables, tandis que des molécules inutiles, voire dangereuses[68], y figurent. « Il manque des "blocs" entiers, l'ophtalmologie, les soins dermatologiques courants, la gynécologie hors contraception d'urgence », constate Julien Gelly, de *Prescrire,* lors d'un entretien avec nous. « Au total, c'est un résultat surprenant et décevant, je ne sais pas s'il faut l'attribuer à de la négligence, à de la précipitation ou à d'autres facteurs. » Une révision de la liste est annoncée dans les semaines qui suivent.

Des pouvoirs publics impuissants

La « liste des médicaments essentiels » française s'ajoute à celle établie par l'OMS depuis 1977, révisée régulièrement. Depuis décembre 2023, il faut également compter avec celle publiée par l'UE. La liste française est censée contribuer à la détermination d'une stratégie industrielle de « relocalisation » de la fabrication pharmaceutique.

Mais dans les faits, l'exécutif n'utilise pas les nombreux moyens dont il dispose et reste bloqué dans les mêmes logiques, déplore Laurence Cohen. Une visite du site de l'ANSM le confirme. Le 2 mai 2024, cette dernière a décidé d'infliger une sanction à la société israélienne Teva, notamment pour non-respect des mesures de gestion des pénuries pour son Tolvaptan. Le médicament, destiné à certaines maladies rénales, s'est retrouvé en rupture de stock totale en juillet 2023. L'amende est symbolique : 40 000 euros, pour une firme dont les bénéfices mondiaux avant impôts devraient tourner autour de 5 milliards de dollars en 2024.

En juin 2024, on ne trouvait, sur le site de l'ANSM, que les bilans 2020 et 2021 des sanctions financières imposées par l'Agence. On lit cependant dans le rapport sénatorial[69] qu'elle n'en a prononcé, entre 2018 et 2022, que huit, pour un total de 922 000 euros. Malgré les pénuries, aucune de ces amendes ne sanctionnait des manquements aux « plans de gestion des pénuries » instaurés par décret en 2021 ou à la constitution, elle aussi obligatoire, de stocks de sécurité. Des dispositifs qui arrivent trop tard dans le cycle de production et de distribution des médicaments, nous confie Catherine Simonin : « Ils répondent à une logique de rationnement, de priorisation, quand il faudrait agir en amont, en identifiant les phases critiques du point de vue industriel. »

Pas de vision stratégique

Il manque à la France une vision exhaustive et prospective de la chaîne industrielle du médicament. En 2020, un rapport[70] commandé par le Premier ministre d'alors, Édouard Philippe, à Jacques Biot, ancien cadre de l'industrie pharmaceutique[71], déplorait déjà l'absence, à l'ANSM, d'un « système d'information moderne, intégrant de manière automatisée une cartographie détaillée et à jour, opérateur par opérateur et site par site, de l'ensemble des étapes de production de la totalité des spécialités commercialisées ».

Aujourd'hui, sur 106 projets financés par le plan de relance post-covid et par le plan « France 2030 », on observe qu'une partie significative se concentre sur le façonnage et le conditionnement, des étapes « aval » moins critiques que la production de principes actifs. Dix-huit seulement portent réellement sur une relocalisation et cinq sur un médicament stratégique, lit-on dans le rapport du Sénat. En dépit des annonces récentes du laboratoire danois Novo Nordisk – 2,1 milliards d'investissements dans son usine de Chartres – et du britannique GSK – 240 millions d'investissements pour trois de ses sites français, dont l'usine de Mayenne, qui produit l'antibiotique amoxicilline –, on n'assiste pas encore à un mouvement massif de relocalisation.

Paracétamol, pour le symbole

Annoncé à grand bruit, le rapatriement d'une production de paracétamol se révèle emblématique : l'antalgique ne fait pas partie des médicaments pour lesquels il n'existe pas de solution de rechange thérapeutique et dont l'arrêt de traitement met en danger le patient. La relocalisation de production de son produit actif, qui va coûter 100 millions d'euros, dont 30 à 40 % à la charge de l'État, a sans nul doute été choisie pour le symbole : c'est le médicament le plus vendu en France. Comme la plupart des antalgiques, le paracétamol est un dérivé d'hydrocarbures. Son retour passe par la réouverture d'un site classé Seveso, avec les défis industriels et environnementaux que l'on imagine. L'usine Seqens de Roussillon appartient au fonds étasunien SK Capital Partners, qui détient des participations dans une quarantaine de sociétés, dont elle a tiré, en 2023, 14 milliards de dollars[72] de bénéfices.

« Sans la subvention accordée dans le cadre du plan de relance post-covid, nous n'aurions pas pu conduire le projet », reconnaît le P.-D.G. de Seqens, Pierre Luzeau[73]. Le site devrait produire, à partir de 2025, entre le tiers et la moitié de la consommation européenne du célèbre antalgique. La société refuse, par ailleurs, de communiquer les volumes de paracétamol et de son produit de synthèse fabriqués dans ses deux sites chinois. Là encore, la transparence ne fait pas partie de la culture de l'industrie pharmaceutique, et les pouvoirs publics ne semblent pas déterminés à l'imposer.

« Les pénuries apparaissent notamment parce que certains produits ne sont plus fabriqués que dans une ou deux usines : le moindre grain de sable peut provoquer une rupture d'approvisionnement », complète Laurence Cohen. « L'ANSM doit avoir les moyens de contrôler d'éventuelles contreparties demandées aux industriels – en termes de relocalisation de la production et de la distribution, notamment – et les sanctions en cas de non-respect doivent être dissuasives. »

Un secteur ultra-financiarisé

« Des vagues d'immenses fusions-acquisitions agitent le secteur, très financiarisé, depuis les années 1990 ; elles aboutissent à une centralisation des productions qui les fragilise fortement », nous confirme Marc-André Gagnon, professeur agrégé à l'École d'administration et de politique publique de l'université Carleton, au Canada. « Espérer qu'avec des mesures incitatives et des subventions publiques, on obtiendra une forme d'auto-régulation de l'industrie est illusoire. Il faut discipliner l'industrie par une intervention publique forte, en s'inspirant par exemple du pôle d'achat public néo-zélandais, opérant par appel d'offres, ou de l'ancien système suédois d'une société d'État appuyée sur un réseau de pharmacies publiques. Cela permet, de surcroît, de maintenir une expertise cruciale pour ne pas se retrouver à la merci des firmes. Une capacité de production publique garde une capacité de menace. » Depuis la crise sanitaire, le chercheur déplore l'« àplatventrisme » – c'est le néologisme très fort qu'il utilise – des gouvernements, prêts à tout céder aux industriels pour sécuriser leurs approvisionnements. Le phénomène est accentué par les « pantouflages » et « rétro-pantouflages » au gré des allers-retours de hauts fonctionnaires et personnels ministériels vers l'industrie[74].

Pour Marc-André Gagnon, la nécessité urgente de créer un pôle public de fabrication de médicaments ne fait aucun doute. Il rejoint là une recommandation majeure du rapport sénatorial. « Nous préconisons l'instauration d'une production publique pour certains médicaments essentiels, notamment *via* le renforcement de l'Agence générale des équipements et produits de santé (AGEPS) de l'AP-HP, ancienne Pharmacie centrale des hôpitaux, qui a permis d'avoir du curare pendant la crise sanitaire », appuie Laurence Cohen, qui souligne que plusieurs pays, dont le Brésil et l'Égypte, ont repris en main la production de certains médicaments essentiels. Elle se prononce pour la création d'un secrétariat général dédié au médicament – une structure transversale incluant notamment la Santé et l'Industrie, sous la responsabilité du Premier ministre – et pour une coordination européenne des politiques du médicament.

Le contribuable paie deux fois

Du côté de l'UE, nos échanges avec un porte-parole de la Commission européenne témoignent plutôt d'un angle de vision proche de celui du gouvernement français. Stefan de Keersmaecker nous assure que la « liste des médicaments critiques » propre à l'UE « servira de base pour une analyse de la vulnérabilité des chaînes d'approvisionnement ». Interrogé sur les pénuries de molécules essentielles, il invoque le renforcement de « mécanismes européens de coopération et de solidarité ». Mais il insiste sur le nécessaire soutien à l'industrie pharmaceutique et à sa capacité d'innovation, notamment grâce à des « investissements sous forme de prêts à risque dans des entreprises européennes innovantes à hauteur de 100 millions d'euros, en partenariat avec la Banque européenne d'investissement ». L'UE, comme le gouvernement français, envisage principalement de continuer à arroser d'argent public l'industrie, sans contreparties réelles. « On ne sort pas d'une logique néolibérale qui se trouve à l'origine même des pénuries », s'agace Patrick Durisch, de l'ONG Public Eye, lorsque nous l'interrogeons. « On le constate aussi dans les négociations entourant actuellement la révision de la législation pharmaceutique de l'UE, ainsi que dans la préparation du "traité pandémie" de l'OMS, dont les négociations se poursuivent[75] : les avancées vers un contrôle accru des pouvoirs publics sur l'industrie sont peu à peu supprimées, sous l'action des lobbies. »

Le secteur pharmaceutique représente le deuxième bénéficiaire du crédit d'impôt recherche (CIR), constatent Laurence Cohen et Sonia de La Provôté, les auteures du rapport sénatorial, soit 710 millions d'euros en 2020. Étonnamment, il n'existe pas de chiffre plus récent disponible. Les rapporteurs désignés par la Commission des finances de l'Assemblée nationale sur le projet de loi de finances pour 2024 ont d'ailleurs signalé, en octobre 2023[76], qu'aucune étude évaluant l'efficacité du CIR n'avait été menée depuis plus d'un an. Outre son « insuffisant ciblage sur les petites et moyennes entreprises pour lesquelles il est véritablement utile », ils regrettent que son verdissement n'ait pas été retenu par le gouvernement et jugent « à tout le moins indispensable que le CIR ne puisse pas financer de recherches ayant un impact environnemental défavorable ».

Crédit d'impôt recherche : une aubaine pour les « pharma »

Le CIR représentait 19 % de l'impôt dû par les entreprises pharmaceutiques en 2015, 34 % en 2021. Celles-ci comptabilisent même comme dépenses ouvrant droit au CIR les rachats d'une start-up pour s'approprier un médicament prometteur. « Alors que la recherche publique contribue pour près de moitié à l'effort de recherche-développement pharmaceutique, les profits tirés des médicaments innovants sont intégralement captés par les entreprises », constatent les sénatrices dans leur rapport. Ainsi, pour les vaccins à ARN modifié mis au point contre le covid-19, l'essentiel des risques a été assumé par les pouvoirs publics. Là encore, on a nationalisé les coûts et privatisé les bénéfices.

Le rapport sénatorial rappelle que ni les agences sanitaires ni le public n'ont accès à la réalité des coûts de recherche, de développement et de commercialisation véritablement supportés par les entreprises pharmaceutiques. « Cette situation présente l'avantage de permettre la fixation du prix du médicament sans dépendre d'informations fournies par l'industriel, qui s'avéreraient difficilement vérifiables », regrettent les sénatrices dans leur texte. Elles citent l'exemple du Zolgensma, médicament de thérapie génique traitant les enfants atteints d'amyotrophie spinale – une maladie mortelle, le plus souvent avant l'âge de 2 ans. « Mis au point avec la contribution du laboratoire de l'AFM-Téléthon, le médicament a toutefois été développé par la biotech américaine AveXis à partir de 2013, finalement rachetée par Novartis. L'AFM-Téléthon indique avoir octroyé à AveXis une licence lui permettant d'utiliser leurs technologies, constatant ne pas disposer "des moyens financiers pour mener ces essais [cliniques]". Malgré la contribution déterminante de l'association à son développement, le médicament est vendu à un prix record de près de 2 millions d'euros. » Il s'agit d'une injection unique, comme le relate *Prescrire*[77].

Le rapport reprend ensuite les déclarations de l'ONG OTMeds (Observatoire de la transparence dans les politiques du médicament) : « La thérapie innovante apportée par le Zolgensma, par exemple, a été découverte grâce à l'argent public de l'Inserm et aux dons défiscalisés au Téléthon. Or cette thérapie est aujourd'hui vendue pour 2 millions d'euros, avec des tirages au sort organisés en Belgique où elle n'est pas remboursée. La transparence nécessiterait d'être assurée sur les éléments justifiant ce prix (coûts de production, montant réel des aides publiques, etc.) et l'attribution d'un brevet. »

« Pharmacocratie » et pseudo-innovation

Mais le « modèle pharmaceutique hégémonique[78] », comme l'appelle Koichi Kameda de Figueiredo Carvalho, sociologue et juriste spécialiste de l'éthique dans l'accès à l'innovation biomédicale, est incapable « d'envisager la question du développement d'un médicament en dehors des réseaux et des infrastructures de ce que l'on nomme la "Big Pharma". C'est ce qu'on pourrait appeler une "pharmacocratie[79]" ».

À propos de médicaments, on entend si souvent le mot « innovation » et ses dérivés que l'on pourrait s'imaginer vivre dans une époque d'incessantes découvertes majeures. C'était le cas entre les années 1930 et 1960 : les molécules et procédés découverts alors

– fabrication à grande échelle de pénicilline et d'insuline, antituberculeux, neuroleptiques, antiépileptiques, etc. – et leurs dérivés sont encore largement utilisés aujourd'hui. Ils sauvent d'innombrables vies, tous les jours. En revanche, depuis les années 1980, l'innovation patine. En dehors des *nichebusters* dont nous avons parlé précédemment, des trithérapies pour le VIH, du sofosbuvir pour l'hépatite C et de l'imatinib pour certains cancers, aucune innovation thérapeutique majeure – de celles qui sauvent des vies en nombre – n'est apparue sur le marché. Signe qui ne trompe pas, la revue *Prescrire* n'a pas attribué de « Pilule d'or[80] » de 2008 à 2013 puis de 2015 à 2020. En 2021, elle a primé les vaccins à ARNm contre le covid-19. En 2022 et en 2023, à nouveau, aucun médicament n'a été jugé assez remarquable pour recevoir le prix.

Captation des bénéfices de la recherche publique

Les innovations sont dans plus de la moitié des cas issues de la recherche publique, constatent les chercheurs. Le Pr Bernard Bégaud déclarait en 2020 dans *Le Monde*[81] : « [...] dans une sorte de parcours circulaire assez cynique, l'État au sens large, c'est-à-dire les citoyens, achète très cher un médicament dont il a, en bonne part, financé l'innovation. »

Un article de 2010[82] a montré que c'était le cas pour 80 % des 35 principaux médicaments utilisés de nos jours. Un autre de 2018[83] calcule que le National Institute of Health étasunien, principal financeur de la recherche publique biomédicale dans ce pays, a contribué à la recherche fondamentale sur chacun des 210 nouveaux médicaments approuvés par la FDA (Food and Drugs Administration, le gendarme étasunien du médicament) entre 2010 et 2016, en distribuant pas moins de 100 milliards de dollars. L'équivalent de 200 000 années de bourses a ainsi été alloué.

« Les phases précoces de la recherche, celles qui exposent le plus aux échecs, sont prises en charge, de plus en plus souvent, par la recherche publique », décrypte la médecin et chercheure indépendante et relectrice pour *Prescrire* Claudina Michal-Teitelbaum en

2021 sur l'excellent site Medcritic[84]. « D'autre part, le monde n'est pas régi selon la loi du tout ou rien. Si les Big Pharma ont mis sur le marché quelques médicaments très utiles, est-ce pour autant que notre système de régulation doit les autoriser à inonder le marché de médicaments inutiles, dangereux et chers ? Des médicaments payés par la communauté au détriment d'autres investissements plus utiles ? »

L'oncologie, triste lauréate

L'article note que l'oncologie constitue, en la matière, un domaine privilégié pour l'industrie ; une recherche publiée en 2019 dans le *Journal of the American Medical Association*[85] le montre. En effet, les chercheurs ont comparé, pour 99 anticancéreux mis sur le marché par la FDA entre 1989 et 2017, le montant cumulé des ventes (hors royalties) au coût moyen de la R&D. Ils sont parvenus à la conclusion que la médiane des revenus générés s'élève à 14,50 dollars pour chaque dollar investi en R&D. Quarante-neuf des 99 médicaments ont généré des revenus supérieurs à 5 milliards de dollars, 5 des revenus supérieurs à 50 milliards de dollars.

Les pouvoirs publics devraient d'urgence mettre fin à tous les mécanismes qui récompensent les compagnies développant de nombreux médicaments sans réel bénéfice clinique par rapport aux molécules existantes, lisait-on déjà dans le *British Medical Journal* (*BMJ*) en… 2012[86].

Les patentes nuisent aux patients[87]

Comment, dès lors, justifier d'accorder des brevets pour produire en masse ces molécules et en tirer des profits considérables ?

Dans son livre *Remèdes mortels et crime organisé*[88], le Pr Peter Gøtzsche rappelle que la perte de la culture de la vraie innovation au sein de l'industrie a failli laisser négliger des molécules dont elle craignait qu'elles ne soient pas assez lucratives, comme la zidovudine pour le sida et l'aciclovir pour l'herpès. Le chercheur danois accuse l'industrie de fonctionner selon le principe « un patient guéri est un client perdu », comme l'illustre l'exemple de Barry Marshall et du rôle d'*Helicobacter pylori* dans l'ulcère (lire p. 40), et écrit à son sujet : « La folie des fusions a créé des cultures corporatives rigides et bureaucratiques parsemées d'objectifs chiffrés, de diagrammes et de plans de développement, ce qui ne correspond pas à la méthode de travail des scientifiques, et la recherche de blockbusters a déplacé la primauté de l'innovation vers les produits d'imitation. »

Le médecin dénonce également la profusion des « me-too » (on parle parfois de « suiveurs », en français), copies presque conformes de molécules existantes déjà mises sur le marché. La plupart du temps, le « me-too » n'apporte aucune valeur ajoutée thérapeutique : son lancement est purement une question financière. Il s'agit de prolonger la position de monopole d'un médicament existant dont le brevet est sur le point d'arriver à échéance, destiné à des maladies souvent chroniques et courantes, donc rentables. Là encore, il faudra dépenser des sommes considérables en marketing pour convaincre les médecins de le prescrire. Mais puisque les régulateurs laissent faire et que l'ensemble du système est solvabilisé par les cotisations, pourquoi se priver ?

Si au moins ce financement à fonds perdu de molécules médiocres permettait de maintenir l'emploi en France et en Europe, on pourrait peut-être considérer que le jeu en vaut la chandelle. Mais même en y ajoutant des subventions, ce n'est pas le cas. Ainsi, Laurence Cohen rappelle que le CIR, reconnu comme un facteur d'attrait important pour les entreprises, n'a pas fait cesser les délocalisations de capacités de production. Malgré cela, le gouvernement recourt à des plans comme France 2030 pour redonner aux firmes de l'argent public, sans le conditionner au maintien dans la durée de l'emploi et de l'outil de production. « Sanofi mène des plans sociaux tout en touchant des aides publiques », dénonce-t-elle. « Les contribuables paient deux fois, par leurs impôts et par leurs cotisations, qui financent le remboursement par la Sécu. L'exigence de transparence, de suivi et de sanctions si nécessaire n'en est que plus urgente. Mais le lobby des entreprises pharmaceutiques, le Leem, est très en cour auprès de l'exécutif. »

Ministres sourds et aveugles

Ledit lobby a réagi de façon très virulente au rapport des deux parlementaires, au point que le Sénat a protesté officiellement[89].

La proximité de l'industrie avec les plus hautes sphères du pouvoir n'est pas nouvelle et l'affaire du Mediator de Servier l'a encore montrée, avec des lieux d'influence comme le « Cercle Hippocrate[90] ». Dans *Le Monde*, le Pr Bernard Bégaud a raconté[91] avoir fait part, au fil des ans, aux ministres de la Santé de ses calculs sur la gabegie liée aux dépenses non justifiées de médicaments. « Oui, oui, peut-être, mais tout cela me paraît très exagéré ! », s'est-il par exemple entendu répondre par Marisol Touraine. « Cette fin de non-écouter est devenue la réponse constante à une information ou un résultat qui dérange », regrette-t-il.

Livres, articles, alertes et rapports se succèdent sans que rien ne bouge fondamentalement. La mollesse de l'UE et de ses États membres pourrait leur coûter de plus en plus cher, anticipe le rapport de la mission « Régulation des produits de santé » d'août 2023, déjà cité[92] et, comme nous l'avons signalé, accueilli favorablement par l'industrie. (On sent d'ailleurs qu'il a été rédigé avec un biais favorable à cette dernière ; ainsi, il déplore que l'accès aux médicaments ne soit pas assez rapide en France, ce qui ne correspond pas vraiment à une réalité, préconise une utilisation accrue de plusieurs types de tests de diagnostic et un fort recours au numérique, etc. Loin de réclamer « des bras et des lits pour vous soigner », comme une grande partie des hospitaliers, il recommande la diminution des durées de séjour hospitalier grâce au développement des soins à domicile et évoque la nécessité d'une « médecine prédictive et personnalisée » – concept relevant, à ce stade, plus du marketing que de la science.)

L'UE paiera-t-elle le prix de l'Inflation Reduction Act ?

Le document plutôt complaisant se conclut sur une prédiction lourde de menaces. La gigantesque loi étasunienne de 2022 baptisée *Inflation Reduction Act*, qui mobilise pas moins de 370 milliards de dollars, comprend un volet santé dont l'impact sera majeur pour l'industrie, y lit-on. « La conséquence économique de cette nouvelle pression attendue sur les prix américains est potentiellement majeure pour les pays européens : les groupes pharmaceutiques et de dispositifs médicaux, dont les objectifs de rentabilité au niveau mondial ne vont pas changer, vont probablement attendre des pays européens des accès plus rapides, des prix plus élevés et sans doute être moins enclins à prendre des risques sur certaines stratégies d'accès pour au contraire sécuriser un retour rapide. » Autant d'avantages nocifs pour les patients comme pour les finances publiques, dont on peut néanmoins craindre que les gouvernants actuels de la France et de l'Europe soient tout prêts à les consentir.

Pendant ce temps, l'industrie et ses satellites trouvent sans cesse des façons d'encourager la surconsommation et de tirer profit de la situation. Ainsi, le laboratoire Eli Lilly a annoncé qu'il ajouterait rapidement à son site une carte permettant aux patients étasuniens de visualiser où se trouve la dose la plus proche de ses médicaments contre l'obésité[93]. Des plateformes dédiées à la santé en ligne commencent à proposer le même service de « traçage de médicaments » et d'alerte pour ces molécules et pour une amphétamine couramment prescrite pour l'hyperactivité, lit-on dans l'infolettre économique Quartz, qui précise que 323 médicaments se trouvent en pénurie en 2024 outre-Atlantique. Une start-up recourt à la plateforme de *freelancing* Upwork pour confier à des personnes résidant notamment aux Philippines la charge d'appeler les pharmacies des États-Unis afin de dénicher ces produits pour le compte de leurs clients. Ces derniers paient 50 dollars pour un médicament ainsi trouvé, 120 dollars pour trois et 180 pour six.

CRÉER DES MALADIES ET DES MALADES

Argan : « Mais enfin, venons-en au fait. Que faire quand on est malade ?
Béralde : Rien, mon frère.
Argan : Rien ?
Béralde : Rien. Il ne faut que demeurer en repos. La nature, d'elle-même, quand nous la laissons faire, se tire doucement du désordre où elle est tombée. C'est notre inquiétude, c'est notre impatience qui gâte tout, et presque tous les hommes meurent de leurs remèdes, et non pas de leurs maladies. »

Molière, *Le Malade imaginaire,* 1673

« Quand on n'invente plus de médicaments, on étend le marché : on étend le périmètre des maladies. »

Pr Philippe Even, alors directeur de l'Institut Necker, *Cash Investigation*, juillet 2015

« Comme tous les lundis matin, vous avez du mal, du mal à vous lever, du mal à vous motiver. Vous n'avez plus la force d'aller travailler. Comme tous les lundis matin, vous êtes irritable, anxieux et angoissé par ce début de semaine insurmontable. Une fatigue passagère ? Pas si sûr. Faites-vous dépister. Vous pourriez être atteint par le TDLM, le trouble dysphorique du lundi matin.

Irritabilité, baisse d'énergie, repli social, céphalées : le trouble dysphorique du lundi matin, une maladie invalidante, que des chercheurs français viennent de découvrir. Le trouble dysphorique du lundi matin toucherait deux adultes sur trois. Il peut gâcher votre vie, alors réagissez : demandez conseil à votre médecin. Antiflemix 20 mg, pour que le lundi matin ne soit plus un cauchemar. »

C'est avec cette fausse pub tournée dans un noir et blanc assez glauque et rythmée par une musique angoissante qu'en juillet 2015, le magazine d'enquête *Cash Investigation* démontrait par l'absurde les techniques de l'industrie pour nous faire croire que nous sommes des malades qui s'ignorent. La séquence contient les éléments habituels de ces instruments de marketing : un combiné son et image anxiogène avec un aspect même menaçant : si vous n'agissez pas, cela peut devenir grave, un message martelé au moins trois fois – en l'occurrence le nom du pseudo-syndrome – et le recours à un vernis scientifique. Le laboratoire Motivaline, censé commercialiser l'Antiflemix, n'existe pas. Mais de vraies firmes s'activent à faire basculer quotidiennement des bien-portants du côté de la pathologie, comme le démontre l'émission d'enquête de France 2.

Douleur « à la dernière mode »

La tendance n'est pas nouvelle, on la trouve tournée en dérision tant dans notre Knock national que dans la BD *Lucky Luke*, où des colporteurs en chariot vantent d'invraisemblables panacées. On en rit aussi dans l'opéra *L'elisir d'amore* (1832) de Donizetti, note le Pr Joan-Ramon Laporte dans son livre sorti en 2024[94] : le Dr Dulcamara arrive avec « des nouvelles de la capitale » pour les paysans et propose son remède universel, efficace notamment contre la douleur au foie « à la dernière mode ».

« La supercherie d'aujourd'hui est industrielle, à l'échelle globale », dénonce l'épidémiologiste franco-catalan. « Les remèdes miraculeux ne sortent plus d'arrière-boutiques et ne sont plus vendus par de pittoresques charlatans ambulants : ils sont produits par des multinationales sous de strictes normes de contrôle qualité. [Ces dernières] chargent de grandes firmes publicitaires de fabriquer la maladie et l'image miraculeuse du remède, présenté ensuite par des armées de visiteurs médicaux, soutenus [...] par des experts et leaders d'opinion aussi artificiels que les plaies qu'ils annoncent. » On nous vend le reflux gastro-œsophagien comme un « précancer » de l'œsophage, la tristesse, l'insomnie et le deuil comme une dépression, la timidité comme une phobie sociale, poursuit le médecin. Nous adaptons ci-dessous sa typologie en cinq tendances.

La première consiste à exagérer la fréquence d'un problème. On peut jouer directement sur les chiffres ; ainsi, si on revoit à la hausse ou à la baisse une valeur de référence, par exemple la pression artérielle, ou la densité osseuse, on fait passer des centaines de milliers de personnes du normal au pathologique.

On peut aussi élargir les frontières de la maladie, en déclarant que plus de 15 jours de tristesse après le décès d'un proche constitue une dépression, ou qu'un test PCR positif suffit à déclarer un cas de covid, même si la personne se sent parfaitement bien. Cet effet peut être amplifié par un recours à une terminologie qui rappelle celle d'une maladie plus grave : pourquoi dit-on « je suis positif au covid », comme on est séropositif pour le sida ? Personne n'a jamais clamé : « Je suis positif à la grippe »...

Transformer l'aigu en chronique

La seconde repose sur une confusion entretenue entre les formes légères et les formes graves d'une pathologie, là encore comme pour la dépression, qui couvre désormais un spectre allant de l'abattement après une séparation à ce qu'on appelait autrefois la mélancolie, une maladie invalidante, accompagnée d'un fort risque de suicide.

Dans la troisième, il s'agit de transformer des problèmes aigus en pathologies chroniques. Les médicaments contre la douleur perdent en efficacité au fil du temps, il faut en augmenter les doses. De surcroît, à l'instar des somnifères et de la plupart des psychotropes, ils provoquent des dépendances dont il est parfois impossible de s'extraire. L'arrêt des médicaments contre l'acidité gastrique et le reflux gastro-œsophagien crée souvent un effet rebond particulièrement désagréable : les symptômes sont plus marqués qu'avant le traitement. Cela conduit souvent à le maintenir indéfiniment.

[Signalons à ce sujet l'histoire du généraliste australien Barry Marshall[95]. Les deux principaux médicaments contre l'acidité, donnés aux patients souffrant de gastrites et d'ulcères, rapportaient, dans les années 1980, 1 milliard de dollars par an chacun. En buvant une culture de la bactérie *Helicobacter pylori*, le Dr Marshall se créa un ulcère. Avec les biopsies réalisées sur les patients atteints de cette affection douloureuse de l'estomac, cela lui permit de prouver que la maladie était bien provoquée par cet agent pathogène, non par le stress, comme on le pensait alors. L'ulcère pouvait donc se soigner avec un traitement antibiotique ; il n'était plus nécessaire d'ôter chirurgicalement tout ou partie de l'estomac du patient et de le maintenir, sa vie durant, sous traitement antiacide. Cela évitait, de plus, de laisser l'ulcère dégénérer en cancer de l'estomac. Quand il voulut diffuser cette incroyable trouvaille, le Dr Marshall fut bien mal accueilli. « Ma découverte pouvait détruire un secteur qui pesait 3 milliards de dollars : les médicaments et tout le champ de l'endoscopie. Chaque gastro-entérologue voyait 20 ou 30 patients présentant des symptômes d'ulcère, et 25 % en étaient affectés. Comme c'était une maladie récurrente, qui ne se traitait pas, ces gens venaient régulièrement. Et voilà que je délivrais ces patients sur un plateau au champ des maladies infectieuses. »

Il fallut dix ans pour que la vérité sur l'ulcère éclate enfin, dans les années 1993 à 1996. La découverte valut à Barry Marshall et à son collègue Robin Warren le Nobel 2005 de physiologie/médecine[96].]

La quatrième façon d'élargir le champ du pathologique recourt à la promotion du diagnostic et de la maladie elle-même. Vous pouvez trouver sur Internet des questionnaires qui, au moins une fois sur deux, vous « diagnostiqueront » un trouble ou un autre – dépression, hyperactivité, etc. Autant de patients en devenir, qui s'empresseront d'aller « en parler à leur médecin/pharmacien ».

Mammographies et « pinkwashing »

Autre exemple, éminemment sensible, le dépistage du cancer du sein par mammographie. Le Pr Peter Gøtzsche a démontré dans une méta-étude rigoureuse de 2001, mise à jour en 2013[97] puis à nouveau en 2024[98], qu'il ne sauve pas de vies, ni de seins, contrairement à ce qu'affirment les messages encourageant les femmes à s'y soumettre. Il en conclut qu'il devrait être immédiatement abandonné. Le Pr Michael Baum, chirurgien qui fut pourtant l'un des principaux promoteurs du programme de dépistage britannique, lancé en 1987, a récemment mis au défi tous les défenseurs de la mammographie de dépistage de fournir des preuves qu'elle a permis un allongement de la durée de vie et/ou une amélioration de sa qualité[99].

La frénésie rose du mois d'octobre ne sert pas tant la cause des femmes que celle des firmes, comprend-on dans le documentaire canadien de Léa Pool, *Pink Ribbons, Inc*[100]. Le « pinkwashing » – le marketing d'octobre rose, avec rubans et produits de cette couleur – leur permet surtout d'augmenter leurs ventes et d'améliorer leur image, en continuant de commercialiser des produits potentiellement cancérogènes. En France, en 2016, les conclusions d'une concertation nationale reconnaissant la nécessité d'arrêter ou de profondément revoir le dépistage ont été enterrées par l'Institut national du cancer (INCa), s'indignait le Formindep[101], proche de *Prescrire*. Toujours sur ce sujet, le même Formindep accusait en 2021 l'INCa de « censurer comme *fake news* des informations qui ne vont pas dans le sens officiel[102] ». L'UFC-Que Choisir a reconnu en 2022[103] que « les études les plus solides ne trouvent aucun bénéfice du dépistage sur la mortalité du cancer du sein ». Le moins qu'on puisse dire est que l'information n'a pas été amplement reprise.

Pourtant, puisque les pouvoirs publics, tout en gaspillant des sommes considérables en remboursements de médicaments inutiles, culpabilisent régulièrement la population sur la hausse des dépenses de santé, il faudrait au moins souligner que ce dépistage coûte cher, pour une efficacité douteuse. Et informer loyalement les femmes sur les bénéfices qu'elles pourraient en retirer et les risques qu'elles courent, si elles décident de s'y soumettre.

Mantra (illégal) du « sûr et efficace »

Enfin, il faut recommander que tous les « malades » soient traités et affirmer qu'il n'existe pas d'autre façon de correctement les « prendre en charge ». Brandir les résultats, sans préciser qu'ils sont partiels, d'essais cliniques généralement orientés, voire frauduleux. Bien insister sur la réduction relative du risque, même si elle est beaucoup moins pertinente que la réduction absolue[104]. Et bien sûr, faire répéter en boucle aux « leaders d'opinion » que les traitements sont « sûrs et efficaces » – c'est l'expression consacrée, comme un mantra qui coupe court à toute critique.

L'industrie elle-même n'a pas le droit d'y recourir, comme on peut le lire dans les « Dispositions déontologiques professionnelles applicables aux entreprises du médicament[105] », sur le site du Leem. L'article 3.4.8. est formulé comme suit : « Le terme "sûr" ne doit jamais être utilisé pour la description d'un médicament. » (Signalons que le Leem écrit le mot « médicament » avec une majuscule, grammaticalement incorrecte : nous l'avons donc ôtée.) Juste après figure un encadré « Règlementation nationale : La recommandation "efficacité – sécurité d'emploi d'un traitement" de l'ANSM prévoit que la publicité ne peut comporter des éléments qui suggéreraient que l'effet du médicament est assuré, qu'il est sans effets indésirables, ou qu'il est supérieur ou égal à celui d'un autre traitement ou d'un autre médicament. »

Au point 3.4.10., on peut lire : « Il ne doit pas être indiqué qu'un médicament ne présente pas d'effets secondaires ou toxiques ou qu'il ne présente pas de risque d'accoutumance ou de dépendance. »

La question ne se pose pas vraiment pour les firmes, qui n'ont de toutes les façons pas le droit de faire de la publicité directe (auprès des patients) pour les médicaments sur ordonnance, sauf en Nouvelle-Zélande et aux États-Unis. Comme l'on vient de le voir, elles peuvent néanmoins influencer la consommation par d'innombrables moyens, notamment les campagnes d'« information » et de « sensibilisation » sur les troubles ou maladies, afin de les inciter à « en parler à [leur] médecin ».

Sur le marché, le médicament sur prescription représente un cas unique, dans lequel le consommateur final ne peut pas décider seul de l'achat. Il faut convaincre le prescripteur. L'industrie n'ayant pas le droit de dire que son produit est « sûr » ou « efficace », elle doit le faire dire par d'autres. Pour cela, elle finance des visiteurs médicaux zélés, des conférences assurées par des leaders d'opinion, des articles signés par des professeurs en vue dans des revues bien considérées, etc.

La psychiatrie, championne du « façonnage de maladies »

En juin 2024, on apprenait dans le quotidien *La Montagne* que les troubles psychiques sont devenus, en 2022, le premier poste de dépenses de l'Assurance maladie[106].

Le choix de mesures très restrictives pendant la crise sanitaire en a sans doute aggravé l'impact négatif sur la santé mentale – avec des résultats peu probants, comme l'a montré un article paru en juin 2024 dans *Science*[107].

La fréquence des maladies mentales semble suivre l'empilement, voire l'enflure, de ce qu'il est convenu d'appeler la « bible » de la psychiatrie, le manuel diagnostique et statistique des maladies mentales élaboré par l'Association américaine de psychiatrie. Dans sa première version, le « DSM », paru en 1952, comportait la définition et la description de 106 maladies et troubles mentaux. Les éditions suivantes, les DSM-II et III, en contenaient respectivement la description de 182 et 265 (après une révision, 292). Le DSM-IV, sorti en 1994 et révisé en 2000, en énumère 410. Enfin, la dernière mouture, désignée désormais par un chiffre arabe – DSM-5 – et publiée en 2013 en anglais et en 2015 en français, définit environ 500 troubles mentaux, en incluant les sous-catégories. L'on devrait donc croire qu'il existe cinq fois plus de maladies mentales pour nous, aujourd'hui, que pour les générations de l'après-guerre.

Le dernier DSM établit les critères d'un diagnostic de « trouble dysphorique prémenstruel » (TDP). Nous avons parlé en introduction d'une préoccupante « pathologisation de la féminité ». Le TDP la poursuit.

« Le “trouble dysphorique prémenstruel” est désormais classé comme un trouble dépressif [...] et certains vont jusqu'à lui chercher une origine génétique », s'agaçait le Dr Luc Perino sur son blog[108]. « Trouver une origine génétique à la reproduction serait alors, sans humour, un argumentaire capable de justifier des traitements antidépresseurs et hormonaux ! En notre époque où le harcèlement des femmes est devenu un sujet majeur de société, comment pouvons-nous rester aussi aveugles à leur harcèlement itératif et insidieux par un marché habilement banalisé ? Les femmes assurent depuis toujours l'essentiel du coût de la reproduction et des soins parentaux. Leurs humeurs cycliques sont une rémanence bien discrète du long processus évolutif qui nous a permis d'être là. Comment peut-on être dégénéré, cupide ou prétentieux au point de vouloir les infléchir ? »

« Au fou », s'alarme *Prescrire*

Dès 2010, la revue *Prescrire* évoquait les « nouveautés » du futur DSM-5, qui commençaient à filtrer. « Au fou », titrait-elle ironiquement, en dénonçant « un manque de rigueur et un arbitraire confondants », un « projet [qui] comporte de nouvelles “pathologies” qui seront immanquablement banalisées par le marketing des firmes pharmaceutiques. Cela risque de mettre inutilement des personnes sous des traitements peu efficaces et aux effets indésirables importants. » Les rédacteurs de la revue indépendante s'inquiétaient de « l'abaissement du nombre de critères conduisant à diagnostiquer certains troubles. C'est le cas par exemple du syndrome d'hyperactivité avec déficit de l'attention, en divisant par deux le nombre de symptômes nécessaires à son diagnostic chez l'adulte ; de la dépression majeure étendue aux deuils, etc. » Ils concluaient : « Chacun doit se méfier du DSM, du marketing des firmes, de l'invention des maladies, et en général de la médicamentation de l'existence. »

Dictionnaire plutôt que bible, la dernière version du DSM a été élaborée par des médecins souvent en conflit d'intérêts et qui avaient collectivement reçu plus de 14 millions de dollars de la part de l'industrie dans les trois années précédentes, révélait une enquête du *BMJ* en 2024[109].

Aux yeux du pédopsychiatre britannique Sami Timimi, il faudrait rester « rigoureusement à l'écart des paradigmes macdonaldisés » de diagnostic[110], qui, à ses yeux, psychiatrisent les gens à vie. Poser un diagnostic crée un problème, qui s'auto-alimente et finit par devenir lui-même le problème principal, juge-t-il. Un diagnostic souvent partagé par les psychologues exerçant auprès des patients.

Les dangers de l'« idéologie du neurone »

Dans la roue du DSM, une « nouvelle neuropsychiatrie » se répand, raisonnant en termes de « tout-cerveau » : tous les problèmes mentaux peuvent s'expliquer par des dysfonctionnements de cet organe. Ignorant le poids des constructions sociales et politiques, cette idéologie du neurone vend une « psychiatrie de précision » où, bien entendu, le diagnostic est central. Elle prétend détecter les maladies – et même les risques de devenir malade – à coups de recherche de marqueurs biologiques et de susceptibilité génétique. Portée haut par les « Centres Experts » et la Fondation FondaMental, cette approche est largement financée par l'industrie et par de l'argent public ; ainsi FondaMental va recevoir 80 millions d'euros sur cinq ans dans le cadre du plan « France 2030[111] ».

Une psychologue pour enfants exerçant en CMP nous confiait, sous couvert d'anonymat, en 2021[112] : « Je vois des enfants qui passent des batteries de tests dans des Centres Experts, un système de plus en plus normatif, avec pour obsession une question : l'individu sera-t-il productif ? Pour moi, la dimension politique de cette évolution est indéniable, les modèles actuels collent aux exigences du libéralisme. Elle repose sur des personnes d'orientation très comportementaliste avec une logique d'expertise très marquée : on y parle de "guidance parentale" lors de "cafés des parents". On ressent une forme d'autorité, on utilise des mots lourds de sens : rééducation, remédiation cognitive… On se trouve face à des "sachants" convaincus de la validité de leurs méthodes. C'est plus du scientisme que de la science. Pour moi, ce système ressemble même à une religion, avec des dogmes. »

En effet, bien que les études fournies à l'appui de cette « religion du neurone » soient peu convaincantes, elle revêt les atours de la science la plus avancée. Elle fait d'autant plus écran à une approche qui remettrait en perspective, analyserait les racines familiales et sociales du mal-être, construirait ainsi un processus de guérison.

« Et c'est là que va l'argent public, dans ces centres dont le but est de coller une étiquette sur l'enfant dès qu'il s'écarte un peu d'une certaine norme », s'attriste la jeune femme. « Les enfants sont testés par une série de professionnels, on leur fait faire des bilans, mais *in fine*, personne ne les prend vraiment en charge, cela ne forme pas un vrai suivi. »

« Découper l'humain en morceaux »

La jeune femme décrit des stratégies développées par ses collègues et par elle-même pour retarder le plus possible l'irruption d'un diagnostic, ou plutôt d'un pseudo-diagnostic. Ceux qui résistent à ce système doivent slalomer entre les consignes, un carcan de plus en plus serré qui contraint la prise en charge et pousse à la surmédication. « Aujourd'hui, on parle de "troubles", calqués sur le DSM », reprend-elle. « Mais si on se tient au DSM, on devient bête : on suit des protocoles pour chaque trouble, on ne pose pas de questions sur la personne, sur son lien avec la société. Le DSM coupe l'humain en morceaux et prétend traiter ces morceaux séparément, ce qui n'a pas de sens. Quand le soin n'est plus pensé comme une rencontre entre deux humains, il est envisagé comme une expertise avec des tests, des échelles et des diagnostics. Mais il faut suivre les patients, pas les protocoles. A-t-on renoncé à l'idée que seulement parler peut avoir des effets bénéfiques ? C'est comme si on pouvait se passer du lien social. Les médicaments relèvent aussi, souvent, de ce cadre de pensée : prends ta gélule et tais-toi, ne nous importune pas. »

Un psychologue exerçant en service d'urgences psychiatriques pour enfants et adolescents nous livrait, également en 2021, la même analyse. Les patients – deux tiers de jeunes filles – arrivent aux urgences après une tentative de suicide par médicaments, ou des lacérations…

Très souvent, ce qu'elles identifient comme la cause de leur détresse est lié à une forme de harcèlement sur les réseaux sociaux. Leur geste relève plus de l'appel au secours, analyse-t-il. Mais les psychiatres les médiquent très rapidement, et cela aggrave souvent leurs idées noires et pensées suicidaires.

Au lieu de s'interroger sur la pertinence de la médication, les médecins tendent à augmenter les doses, ou à ajouter d'autres molécules. Ces dernières, en abrutissant les jeunes, en créant des problèmes de mémoire et de concentration, freinent la psychothérapie, alors que dans leur grande majorité, ils ont d'abord – et souvent seulement – besoin de parler et d'être écoutés. Mais la médication ne fait qu'ajouter à leurs problèmes, notamment parce que, très ralentis, ils courent le risque de se déscolariser. Ils prennent beaucoup de poids s'ils reçoivent des neuroleptiques, ce qui aggrave leur mal-être.

« Je fréquente de près les psychiatres et je pense qu'ils veulent sincèrement aider les patients », précise le psychologue. « Mais je vois que, depuis le début de leur formation, ils ont été biberonnés à la doxa du tout-médicament. Ils vivent, depuis des décennies parfois, dans ce système où il faut cocher une case qui justifie la médication : un pseudo-soin qui relève plus du contrôle social. Et à aucun moment, ils n'ont eu accès à un discours scientifique critique à son sujet. » À court terme, cette approche revient sans doute moins cher que d'apporter de l'humain, mais à moyen et long termes, en créant des patients psychiatrisés à vie, son coût s'avère probablement faramineux.

À la veille d'un Conseil national de la refondation en santé mentale, prévu le 12 juin 2024, 114 acteurs et experts ont signé un plaidoyer pour faire de la psychiatrie une grande cause nationale. La dissolution de l'Assemblée nationale, à la suite des élections européennes du 9 juin, a mis fin à ce processus. Qu'en serait-il ressorti, alors que le poids de la « psychiatrie DSM » ne cesse de croître ?

PHARMACO... SOMNOLENCE ?
LES FAILLES BÉANTES DE LA SURVEILLANCE DES MÉDICAMENTS COMMERCIALISÉS

« *Le* pharmakon *ne peut jamais être simplement bénéfique.* »

Jacques Derrida, *La Dissémination*,
Le Seuil, 1972

« *On ne bâtit pas une belle carrière à l'hôpital sur la pharmacovigilance.* »

Dr Bruno Toussaint, alors directeur
de la rédaction de *Prescrire*,
in *Génération Zombie*, 2021

Toute médaille a son revers, affirme la sagesse populaire. Laisser croire qu'un produit actif ne comporte pas d'effets indésirables relève de l'imposture. « Formulé autrement, je dirais que tous les médicaments comportent des effets indésirables ; certains, par ailleurs, peuvent s'avérer utiles », lance Peter Selley.

Pour entretenir l'illusion de produits qui ne seraient que bénéfiques, l'industrie, avec la complicité des régulateurs, peut compter sur une pharmacovigilance structurellement inefficace, de surcroît affaiblie par les baisses récurrentes des financements publics consacrés à l'hôpital.

Quand la pharmacovigilance ne repère pas les signaux d'alerte portant sur les médicaments, elle conforte la vision selon laquelle la vérité ne peut sortir que des essais cliniques randomisés (lire la deuxième partie). Bardé de telles certitudes, le médecin risque de croire des statistiques « arrangées » plutôt que le patient qui se tient, en chair et en os, en face de lui. Il se persuadera d'autant plus facilement que le problème se trouve dans la tête dudit patient. Comme si ce dernier devenait invisible, analyse le professeur de psychopharmacologie et d'histoire de la psychiatrie David Healy[113]. Nous allons détailler comment les victimes d'effets indésirables graves se sont transformées en « damnés de la terre » de notre époque, puisque leur seule existence contredit un « narratif » scientiste et simpliste, qui s'est imposé dans la foulée de la généralisation d'une pseudo-« médecine fondée sur les preuves ».

Comme la généralisation des essais cliniques (lire p. 87), les premiers systèmes de pharmacovigilance ont vu le jour dans les années 1960, à la suite du scandale de la thalidomide (lire p. 79).

En 2013, on pouvait lire dans un rapport de l'Académie de médecine[114] sur la pharmacovigilance que « les essais cliniques, parce qu'ils correspondent à la première utilisation du médicament chez l'Homme, représentent une des sources d'information sur les effets indésirables médicamenteux. Cependant, ils s'avèrent mieux adaptés à l'étude du bénéfice que du risque des médicaments. Leurs limites pour l'évaluation des effets indésirables sont résumées par la formule des "cinq trop" : ils sont trop brefs, leurs indications s'avèrent trop étroites, ils concernent une tranche d'âge trop limitée (incluant de façon insuffisante les enfants et les personnes âgées, pourtant les populations les plus grandes utilisatrices de médicaments), le nombre de malades participants reste trop faible et ils incluent des situations médicales trop simples. [...] À cette liste, on peut ajouter la tendance actuelle d'AMM de plus en plus précoces, ce qui réduit d'autant l'évaluation avant la commercialisation ».

La « phase IV », une fois le produit sur le marché

L'Académie conclut que « le véritable suivi des effets indésirables médicamenteux a lieu en phase IV (c'est-à-dire après la commercialisation du médicament) ». La pharmacovigilance joue donc un rôle crucial dans la détermination du rapport bénéfice-risque « en conditions réelles » d'un produit de santé. Mais d'innombrables obstacles l'empêchent de fonctionner correctement.

Le Pr Joan-Ramon Laporte, qui a consacré une part significative de sa vie professionnelle à la pharmacovigilance, précise que la notification est sélective. Les effets indésirables apparus rapidement après la prise du médicament ont une probabilité plus grande d'être signalés, tout comme les effets rares et ceux apparaissant chez les personnes jeunes et en bonne santé. « À l'inverse, un infarctus du myocarde sous diclofénac[115], une chute sous tramadol ou une fracture du fémur sous oméprazole[116] seront probablement moins notifiés, surtout chez des personnes âgées, chez qui de tels événements sont plus courants. »

En théorie, en France, médecins, chirurgiens-dentistes, sages-femmes et pharmaciens sont légalement tenus de déclarer à leur Centre régional de pharmacovigilance (CRPV) tout événement indésirable suspecté d'être dû à un médicament[117]. C'est loin d'être le cas – faute de temps, souvent, et parce que parmi ces quatre catégories de prescripteurs subsiste parfois l'idée qu'il leur revient de juger si l'événement en question est attribuable ou pas au produit administré. C'est inexact, cette tâche relève du personnel – spécialement formé, mais personne n'est infaillible, nous le verrons plus loin – du CRPV. Le professionnel de santé qui ne respecte pas l'obligation de déclaration est, toujours en théorie, passible de l'amende prévue pour les contraventions de cinquième classe, c'est-à-dire, selon le site Légifrance, 1 500 euros au plus, « montant qui peut être porté à 3 000 euros en cas de récidive lorsque le règlement le prévoit ». Les industriels sont, eux aussi, tenus de déclarer les événements dont ils ont connaissance.

Auto-déclaration

Depuis 2017, il existe un portail où les prescripteurs et les patients eux-mêmes peuvent signaler en ligne un événement survenu après l'administration d'un médicament ou un vaccin[118]. La plupart des gens ignorent l'existence de cette possibilité, ce qui contribue à la sous-déclaration. Il arrive aussi, parfois, que le médecin fasse part au patient de sa conviction que l'événement n'est pas lié au produit, ce qui, en général, dissuade toute déclaration. D'autant qu'il est déjà délicat, pour un patient, de venir se plaindre à son médecin des conséquences possibles d'une prescription que ce dernier a établie… Le patient peut craindre une réaction négative du docteur, a peur de le vexer ou de paraître mettre en cause sa compétence. Pas évident de passer par-delà ces obstacles, quand on connaît la pénurie de médecins traitants…

« De plus, avant d'ajouter les rapports d'effets indésirables à leur base de données de pharmacovigilance, les régulateurs les anonymisent », souligne Peter Selley. « Ce qui signifie que ni les victimes (ou leur famille s'ils sont mineurs ou décédés), ni les médecins ne peuvent être contactés, par exemple dans le cadre d'un procès », détaille-t-il. « Une trace anonymisée n'a pas la même valeur devant un tribunal ; personne ne peut être appelé pour témoigner à la barre. »

Les campagnes de vaccination contre le covid-19 ont donné lieu à de nombreux articles et reportages insistant sur le fait que « corrélation n'est pas causalité », et que l'apparition d'un problème de santé peut n'être aucunement liée à l'administration récente d'un médicament. Un tel rappel semble de bon sens. Cependant, les études indépendantes ne laissent subsister aucun doute : une telle « surdéclaration » représente une proportion très minime des signalements. Au contraire, la sous-notification massive constitue une constante en pharmacovigilance. On estime qu'entre 82 et 98 % des événements indésirables ne sont jamais signalés[119]. Pour les seuls professionnels de santé, ce pourcentage se situerait entre 90 et 95 %[120].

Un cas d'école : les vaccins contre le covid-19

Précisément, le cas des vaccins contre le covid-19 s'avère particulièrement instructif en matière de pharmacovigilance. Maintenant que le virus est endémique et que la vaccination apparaît d'une utilité contestable pour la grande majorité des usagers, tentons de sortir de la polarisation extrême qui a régné à partir de 2021 pour nous pencher un peu sur la question.

« Lors des 14 premières semaines de vaccination contre le covid-19, 43 cas de thromboses chez des personnes vaccinées ont été notifiés à la pharmacovigilance[121] », rappelle le Pr Joan-Ramon Laporte. « Sur la même période, les bases de données sanitaires dénombrent 504 cas chez des patients ayant reçu l'un de ces vaccins dans les 20 jours précédant l'apparition de la thrombose. Malgré la communication et l'attention médiatique, seuls 8,5 % des cas ont été notifiés. » Il paraît évident que le système ne remplit pas sa mission.

On est donc loin de la déclaration systématique. Cela dit, même un taux de signalement légèrement supérieur à la moyenne habituelle, lorsqu'il s'agit d'un produit administré à quasiment toute la population adulte et adolescente, peut rapidement engorger les CRPV, déjà sous-dotés, comme l'ensemble du secteur public hospitalier. « Les CRPV ont réalisé l'équivalent de cinq années d'activité en un an », témoigne[122] Annie-Pierre Jonville-Béra, présidente du Réseau français des centres régionaux de pharmacovigilance (RFCRPV). Elle assure que les autorités sanitaires « ont stimulé les déclarations, notamment en faisant figurer en bas du document remis lors de la vaccination le lien pour les signalements. » On peut en déduire qu'aux yeux de nos autorités sanitaires, la présence d'une telle mention ne tombe pas forcément sous le sens.

Communication publique « discrète »

Rappelons qu'en mars 2022, à la suite d'une pétition, l'Office parlementaire d'évaluation des choix scientifiques et techniques (OPECST) a lancé une consultation sur les effets indésirables des vaccins contre le covid-19. Malheureusement, certaines auditions ont eu lieu à huis clos et n'ont pas fait l'objet d'un compte rendu.

En juin 2022, le rapport d'étape de l'OPECST reconnaît que la communication publique sur les effets indésirables a été « plus discrète » que celle sur l'impérieuse nécessité de se faire vacciner. Il accorde un satisfecit prolongé à la pharmacovigilance française, tout en mentionnant brièvement les récits de patients dont les médecins ont refusé de signaler les événements indésirables. En tant que journaliste, j'en ai collecté des dizaines : les personnes arrivaient aux urgences, quelques heures ou jours après l'injection, mais la seule mention du mot vaccin entraînait immédiatement une réponse péremptoire du type « ça ne peut pas être ça ».

Idem chez le médecin traitant ou le spécialiste consulté en fonction des troubles apparus après la piqûre : cardiologue, neurologue, phlébologue, etc. Une telle attitude a causé des dégâts chez les patients, livrés à eux-mêmes avec des effets parfois durables et très invalidants. Plusieurs professionnels de santé m'ont confirmé leurs craintes qu'en établissant un lien entre un vaccin et un problème de santé sérieux, ils mettent en péril leur carrière, voire leur droit d'exercer. Le pharmacien hospitalier Amine Umlil, du centre hospitalier de Cholet, qui avait apporté un témoignage étayé sur la question, a été révoqué – la plus grave sanction pour un fonctionnaire – en 2023 pour « actions de propagande anti-vaccinale ». Il n'a pour l'instant pas obtenu de la justice sa réintégration[123].

« En ne mentionnant pas les effets indésirables et leur mode de signalement dans ses campagnes de communication massives et dans les courriels dont la Direction générale de la santé inonde les professionnels de santé, les pouvoirs publics n'ont pas informé loyalement », déplore[124] le professeur de médecine François Alla, qui a démissionné du Haut conseil de santé publique début 2022, estimant que ce dernier et les experts des agences (HAS, Santé publique France, etc.) n'ont pas joué leur rôle durant la crise sanitaire. « Par exemple, les myocardites[125] furent minimisées, qualifiées systématiquement de “bénignes” alors qu'elles pouvaient nécessiter une hospitalisation et des changements de mode de vie pendant plusieurs semaines. »

Les données inaccessibles de l'application v-safe

Devant l'OPECST, la virologue Aure Saulnier défend l'idée d'un système de « recueil actif » plutôt que d'une pharmacovigilance passive comme nous la connaissons. Le principe ? On n'attend pas que les effets indésirables « remontent » grâce aux signalements, on sollicite régulièrement les patients avec des questions précises sur leur santé et leurs symptômes. La chercheuse cite en exemple l'application étasunienne v-safe, créée spécialement pour les vaccins covid-19.

Mais comme Reuters le relève le 13 octobre 2022[126], le Center for Disease Control and Prevention (CDC), l'agence nationale de santé publique étasunienne, n'a pas rendu publiques les données de v-safe pour les vaccins contre le covid-19. Pour l'y contraindre, il a fallu une requête au nom de la liberté d'information[127] déposée par un groupe connu pour ses positions critiques sur les vaccins[128] – mais quelles que soient leurs opinions, on ne peut leur donner tort sur l'intérêt public de ces données.

Et encore le CDC n'a-t-il transmis que les réponses aux questions fermées (on coche les symptômes), pas les éléments notés par les patients dans les espaces réservés à cet effet (*free text*). Ledit groupe analyse les réponses de 10 millions de personnes et remarque que le CDC n'a pris en considération, dans ses décomptes d'effets indésirables, que ceux survenus dans la semaine suivant l'injection. Des données dont il dispose, il conclut que 782 913 personnes, soit plus de 7,7 % des utilisateurs de l'application, ont souffert d'un effet indésirable ayant requis une intervention médicale, une admission aux urgences et/ou une hospitalisation. Il faut y ajouter 25 % d'usagers qui ont dû s'absenter de leur école, de leur travail ou n'ont pu mener une activité normale à cause d'un effet indésirable.

Dans plusieurs pays où des campagnes de vaccination massives contre le covid-19 ont été déployées, les autorités sanitaires ont souvent choisi de regarder ailleurs, voire de dissimuler activement les effets indésirables, pour que la population ne perde pas confiance dans ces produits. Les médias n'ont pas dénoncé ce manque de transparence ; le tout n'a pu qu'alimenter le complotisme. Quand des volontaires pour les essais cliniques, que l'on peut difficilement traiter d'antivax, ont, semble-t-il, subi des effets indésirables lourds, ces derniers ont été niés par le fabricant (lire p. 70 les cas d'Augusto Roux, Brianne Dressen et Maddie de Garay). D'autres exemples incitent à penser que les effets indésirables graves ont été massivement sous-estimés.

L'autopsie introuvable de Gabriel D.

En juin 2022, un généraliste de ma connaissance, le Dr T., me parle du cas de la famille D., qu'il suit. Depuis six mois, malgré de multiples demandes, elle n'arrive pas à obtenir le rapport d'autopsie de leur fils et frère, Gabriel D., décédé à 39 ans, le soir de sa première injection de Moderna, en décembre 2021. L'une de ses proches l'a trouvé, inconscient, dans son fauteuil, vers 22 heures. Appelés à la rescousse, les pompiers n'ont pu le ranimer. Gabriel D. était en bonne santé, mis à part un surpoids. Le Dr T., un médecin extrêmement rigoureux, très au fait des recherches récentes, bien conscient des dysfonctionnements chroniques de la santé publique et des pressions extrêmes que le contexte de crise sanitaire fait peser sur sa profession, a également demandé plusieurs fois le rapport d'autopsie, en vain. Le CRPV, qui se montre plutôt réticent à envisager un lien, décide d'attendre le résultat des analyses complémentaires pour se prononcer.

Je suis à ce moment en train de réaliser une enquête pour *Le Monde diplomatique* sur les effets indésirables des vaccins covid. Avec l'accord de la famille, je contacte le Tribunal de grande instance (TGI) local. Au bout de quelques jours, après renvoi vers un autre service et accusé de réception, le procureur de la République me répond en personne que le rapport d'autopsie a été envoyé quinze jours plus tôt à la mère de Gabriel D. Le document est en fait arrivé le lendemain de mon appel au TGI, me précise la famille.

« Exonérer à tout prix le vaccin »

Dans le rapport d'autopsie, le légiste écrit que « sous réserve des résultats des explorations complémentaires, il n'a pas été mis en évidence d'argument clinique en faveur d'une péricardite. L'examen anatomopathologique du cœur permettra d'apprécier l'existence d'une myocardite. En tout état de cause, les données de pharmacovigilance ne plaident pas en faveur d'un lien de causalité entre la vaccination et le décès. Au total, la détermination de la cause du décès justifie de prendre connaissance des résultats des expertises complémentaires anatomopathologique et toxicologique [...]. Un rapport complémentaire sera adressé dès réception de ces résultats. »

La famille D. me donne son accord pour soumettre le document à un professeur de pharmacologie expérimenté et connu pour son indépendance vis-à-vis de l'industrie.

« Le médecin légiste a travaillé en dépit du bon sens, avec l'objectif très clair d'exonérer le vaccin », me déclare ce dernier. « Par exemple, la discussion sur la myocardite est inappropriée, prématurée et même inquiétante : le légiste affirme déjà qu'il ne s'agit pas d'une myocardite et que si c'en était une, ce ne serait pas lié au vaccin. Et ce, alors même qu'il ne dispose pas des résultats lui permettant d'affirmer cela, puisqu'il envoie un prélèvement cardiaque pour analyse complémentaire ! C'est comme s'il se prémunissait, sans doute parce que la question des myocardites commençait à émerger et que la version officielle était "pas de lien" alors que la famille avait soulevé la question d'un rôle du vaccin dans le décès. »

Il ajoute qu'il serait très important de savoir ce qu'il est ressorti de l'analyse anatomopathologique du prélèvement cardiaque réalisé au moment de l'autopsie. Il rejoint en cela la préconisation du CRPV. Mais malheureusement, quand je m'enquiers de l'avancée de l'analyse du fameux prélèvement, on m'informe qu'il a été perdu. « Sans ces résultats, on peut simplement dire qu'en termes de probabilité, la balance penche pour que le décès soit lié à l'injection », juge l'expert. « Je vois deux possibilités. On peut présumer que soit Gabriel D. était atteint, sans le savoir, d'une pathologie cardiaque sous-jacente, et que le vaccin a provoqué sa mort, soit qu'il n'avait aucune pathologie sous-jacente et que le vaccin a provoqué sa mort. »

Aucune vérité « officielle » n'émergera, du fait de la perte du prélèvement. Et le décès de Gabriel D. ne sera pas comptabilisé comme effet indésirable du vaccin Moderna. Ainsi va la pharmacovigilance...

Enterrement de l'enquête de l'OPECST

Fin mai 2024, un rapport[129] sur les leçons à tirer de la lutte contre la pandémie, censé clore la séquence entamée avec les auditions de mars 2022, a été publié sur le site de l'Assemblée nationale. Il recule sur la plupart des timides avancées du rapport d'étape. Et formule les habituels vœux de lutte contre la désinformation et la mésinformation. On lit entre les lignes que l'existence d'effets indésirables graves relève sans doute de ces catégories. Interrogée par le journaliste Brice Perrier[130] sur cet escamotage, la sénatrice Florence Lassarade, l'une des rapporteuses de ce document, déclare notamment : « On a peut-être voulu sortir avec une note un peu positive sur la crise » et « On est là pour sortir de la crise sans état d'âme sur la nécessité de vacciner ». Elle conteste, sans donner de sources, les chiffrages d'effets indésirables graves calculés par les Prs Peter Doshi et Peter Gøtzsche. Assénant que « le vaccin est toujours un progrès », elle défend, sans preuves, la vaccination des enfants et élude complètement l'iniquité du « pass vaccinal ». « On a une responsabilité », résume-t-elle. « Mettons qu'il y ait une épidémie de grippe aviaire, comme cela pourrait arriver. Comment la population pourra avoir confiance dans le vaccin si l'on est encore dans la suspicion, la critique, alors que l'on a le recul suffisant pour voir que par rapport au nombre de personnes vaccinées, les effets secondaires sont faibles », prétend-elle. Bref, un enterrement de première classe et une gifle de plus pour les nombreuses victimes d'effets indésirables graves. La transparence perd encore du terrain : comment s'étonner que tous les complotismes fleurissent ?

En novembre 2011, *Prescrire* met à disposition gratuitement sur son site Internet un manuel de formation à la pharmacovigilance, précisant[131] que « le désastre du Mediator a montré une grande insuffisance de culture en matière de pharmacovigilance et de pharmacologie clinique en France. Cette insuffisance a fait et continue de faire des milliers de victimes. Un renforcement de la formation initiale et de la formation continue dans ces domaines est indispensable pour prévenir d'autres désastres, pour soigner chaque patient avec à la fois prudence et efficacité. »

Une façon simple et efficace d'encourager les déclarations d'effets indésirables par les professionnels de santé serait de les rémunérer. Établir correctement une déclaration prend du temps, tout comme le suivi qu'il convient d'assurer auprès du CRPV. L'Assurance maladie devrait payer les professionnels de santé pour assurer cette tâche absolument cruciale pour la sécurité sanitaire de tous, alors que dès 2012, les Prs Philippe Even et Bernard Debré assuraient qu'un médicament sur deux ne sert à rien[132], que 35 % sont inefficaces, 25 % mal tolérés, 5 % potentiellement dangereux, mais qu'en revanche, 75 % sont remboursés… Leur livre *Le guide des 4 000 médicaments utiles, inutiles ou dangereux*[133] a failli leur valoir une interdiction d'exercer pendant un an[134].

Par ailleurs, la HAS, qui certifie les logiciels d'aide à la prescription (LAP)[135], devrait obliger les firmes qui les commercialisent à intégrer une fonction spécifique de signalement, afin de faire gagner du temps au prescripteur et de mieux intégrer la culture de la pharmacovigilance dans le soin, estiment les Drs Jérémy Guilhon et Jean-Baptiste de Gabory, chargés de cours à la faculté de médecine de Bordeaux.

UNE CULTURE « SCIENTISTE » QUI REFUSE TOUTE CRITIQUE DU MÉDICAMENT

Le système de santé actuel favorise de plus en plus la diffusion d'une attitude qu'on pourrait qualifier de scientiste, assimilant toute critique du médicament à de l'antiscience ou à du complotisme (lire aussi p. 126). À la lumière de ce dangereux glissement, le fameux article 4 de la loi contre les dérives sectaires, adoptée en février 2024, ne peut qu'inquiéter. Il crée en effet un nouveau délit, la « provocation à abandonner ou à s'abstenir de suivre un traitement médical thérapeutique ou prophylactique », ainsi que la « provocation à adopter des pratiques présentées comme ayant une finalité thérapeutique ou prophylactique », lorsque ces incitations peuvent s'avérer « particulièrement graves » pour la santé physique ou psychique.

Le principal danger, à nos yeux, de cette mesure ne paraît pas avoir frappé les parlementaires. Ils en ont repéré d'autres, si l'on en croit le compte rendu de LCP[136] : « La sincérité de cette lutte contre les dérives sectaires ne doit pas consister à sanctionner par la loi les pratiques de soins complémentaires ou la consommation de produits phytothérapeutiques », avait lancé Jean-François Coulomme (La France insoumise).

La dernière version prévoit une certaine protection pour les lanceurs d'alerte, dont le sort après la promulgation de cette loi avait inquiété certains parlementaires. Mais on est loin de l'instauration d'un « délit d'incitation au sur-traitement ».

Alors, un professeur d'oncologie et épidémiologiste comme l'États-unien Vinay Prasad sera-t-il passible de poursuites sur notre sol s'il évoque l'un de ses chevaux de bataille, à savoir que la plupart des nouveaux « traitements de précision » dans sa discipline n'apportent aucun bénéfice à la grande majorité des patients[137] ? Étant donné l'importance de cette question pour les personnes atteintes de cancer, pour leurs familles et pour la collectivité, ne serait-il pas essentiel qu'un débat ouvert ait lieu ?

Avoir le courage de débattre de l'opportunité des traitements

Également en matière de cancer, le toujours provocateur Pr Peter Gøtzsche a posé en 2023 une question brûlante : « Dois-je accepter la chimiothérapie si j'ai un cancer[138] ? » On pourrait croire que la réponse tombe sous le sens : le chercheur danois démontre que ce n'est pas le cas. « On entend beaucoup vanter les progrès réalisés contre le cancer », écrit-il. « Ces histoires encouragent les donations aux associations de lutte et les financements alloués aux chercheurs en oncologie, et elles influencent patients et médecins. Leur foi en la chimiothérapie est si forte que ce traitement est proposé à presque tous les patients cancéreux, même dans leurs dernières semaines de vie. La vérité est qu'à quelques exceptions près, la chimiothérapie n'a pas beaucoup progressé depuis soixante-dix ans. [...] Dans plus de 90 % des cas de cancer, son effet est marginal, contribuant en moyenne à un allongement de la vie de trois mois. » Le médecin précise qu'il existe des exceptions : la contribution de la chimiothérapie à la survie à cinq ans s'élèverait à 39 % pour le cancer du testicule et pour le lymphome de Hodgkin, 12 % pour le cancer du col de l'utérus, 11 % pour le lymphome et 9 % pour le cancer de l'ovaire.

Le même Peter Gøtzsche s'exposera-t-il à une amende s'il vient présenter en France sa méta-analyse indiquant que le dépistage du cancer du sein par mammographie ne sauve ni des vies ni des seins (lire p. 41)[139] ? Pour le moment, en France, la « vérité officielle » est énoncée par l'Institut national du cancer (INCa). Ce dernier n'hésite pas à tourner le dos à l'état de la science pour continuer à recommander ce dépistage aux femmes de 50 à 74 ans[140], qualifiant d'emblée d'« infox » la controverse internationale sur sa balance bénéfice-risque, s'indigne le Formindep.

Sera-t-il dès lors possible d'informer les femmes loyalement ? L'association indépendante dénonce un INCa qui a « depuis toujours diffusé une information partisane et promotionnelle du dépistage du cancer du sein, faisant la part belle à l'efficacité du dépistage en minimisant le surdiagnostic et ses graves conséquences (surtraitements). En décrétant que “le débat scientifique peut avoir une répercussion négative sur les femmes…”, l’INCa suit la même logique que l’État dans l’affaire du site “Désinfox Coronavirus” : s’arroger un rôle de censeur dans la production médiatique, et accorder une conformité aux seuls médias qui délivreront l’information sélectionnée par les “experts de l’Institut”. » Le Formindep conclut avec cette formule assassine : « En qualifiant d’infox toute contradiction scientifique, en désignant comme “fake news” des informations qui ne vont pas dans le sens officiel, en faisant faire par des “experts” “un travail d’élimination” de tout ce qu’il estimera contraire à sa propre communication, l’INCa exercera tout simplement de la censure, dans un pays où la liberté d’expression et la liberté de la presse sont des libertés fondamentales. »

Ne pas tuer la controverse…

Un tel exemple montre combien il est primordial de ne pas tuer le débat, car il forme, depuis toujours, un moteur essentiel de la science. Régulièrement, les recommandations sont modifiées, voire complètement renversées, à la suite de découvertes plus récentes. La Dre Claudina Michal-Teitelbaum en citait quelques exemples sur Medcritic[141] : « Les patchs nicotiniques pour l’arrêt du tabac chez la femme enceinte, pas plus efficaces que le placebo, l’utilisation de zopiclone pour améliorer la qualité du sommeil, moins efficace que les thérapies cognitivo-comportementales. » La chercheuse signale au passage que plus de 60 % des essais cliniques conduisant à de tels renversements ont été financés sur fonds uniquement publics, « ce qui souligne le besoin vital de maintenir une recherche publique indépendante et détachée des intérêts et objectifs des industriels ».

On ne peut donc que donner tort à Arthur Delaporte, député (PS) du Calvados qui a déclaré au sujet du rétablissement dans le texte de loi « contre les dérives sectaires » du délit visant à punir l’incitation à l’abandon de soins : « Avec cet article, nous défendons la science. » Si seulement c’était aussi simple…

… ne pas tirer sur le messager

Depuis plusieurs décennies, des lanceurs d'alerte ont permis de mettre au jour des scandales sanitaires et, par ricochet, l'influence désormais écrasante de l'industrie dans tous les domaines liés au médicament.

Leur carrière et leur vie personnelle pâtissent bien souvent de leur courage. Ainsi la Dre Nancy Olivieri, actuellement professeure à l'université de Toronto, s'est retrouvée menacée de poursuites judiciaires et de licenciement de son poste de directrice d'un programme de recherche quand elle a lancé l'alerte au sujet de la défériprone, dans les années 1980[142]. Spécialiste des maladies du sang chez les enfants et les jeunes, en particulier de la thalassémie – un type d'anémie héréditaire souvent grave qui peut toucher les personnes d'ascendance méditerranéenne –, elle participait à des essais cliniques sur cette molécule sur des enfants atteints de cette pathologie. Après avoir constaté des résultats préliminaires positifs, elle s'est inquiétée du fait que ce médicament n'était pas très efficace et entraînait des effets indésirables importants. Elle a voulu partager cette information avec les parents des enfants et a alors subi des menaces de poursuites judiciaires de la part du fabricant du médicament. On a découvert par la suite qu'un de ses collègues de recherche avait envoyé des lettres anonymes aux médias pour la discréditer. Il a nié les faits jusqu'à ce que des examens médico-légaux révèlent la présence de son ADN sur les timbres-poste qu'il avait utilisés.

En 2001, une commission d'enquête a donné raison à la Dre Olivieri[143].

L'histoire de la Dre Olivieri a constitué l'une des inspirations de John Le Carré pour son roman *La Constance du jardinier*. La lanceuse d'alerte a reçu en 2023 le prix John Maddox, qui récompense les personnes engagées en faveur de la science.

Mediator, Dépakine, Androcur, etc. : où sont les autorités sanitaires ?

En France, le long et âpre combat de la pneumologue brestoise Irène Frachon pour faire interdire le Mediator de Servier, responsable de plusieurs milliers de morts et de vies brisées, a permis une prise de conscience au sein du public. D'autres lanceuses et lanceurs d'alerte ont, comme elle, subi le mépris, parfois la vindicte de l'industrie et des autorités sanitaires, pour avoir simplement voulu assurer la sécurité des patients.

Ainsi, depuis près de quinze ans, Marine Martin lutte pour faire reconnaître les dommages provoqués par l'exposition *in utero* au valproate de sodium (Dépakine, Dépakote, Dépamide, etc.). Elle-même a pris cet antiépileptique pendant ses grossesses et ses deux enfants sont handicapés. Elle estime que depuis cinquante ans que ce médicament est prescrit, il a rendu plusieurs dizaines de milliers d'enfants « dépendants à vie à cause des dommages infligés par la Dépakine : autisme, handicaps, malformations, etc.[144] ». Selon l'association qu'elle a fondée et qu'elle préside, l'APESAC (Aide aux parents d'enfants souffrant du syndrome de l'anticonvulsivant[145]), 30 à 40 % des enfants exposés souffrent de troubles autistiques, 40 à 46 % de troubles neuro-comportementaux, 11 % sont affectés de malformations physiques.

L'APESAC rassemble plus de 4 000 familles. Elle a été, en décembre 2016, à l'origine de la première action judiciaire de groupe en santé[146], au cœur de laquelle se trouve la question suivante : depuis quand Sanofi connaissait-il les risques de son produit pour les enfants exposés *in utero* ?

ANSM, à reculons

À force de pressions, Marine Martin a obtenu, en 2014, une recommandation de l'AEM contre la prescription de valproate de sodium pendant la grossesse. L'ANSM a suivi en 2015 pour les femmes en âge de procréer et les femmes enceintes, mentionnant un « risque élevé de troubles graves du développement » et réservant la prescription aux spécialistes (neurologues, psychiatres, pédiatres). Une « feuille d'accord de soins » mentionnant ces risques doit également être obligatoirement signée par les patientes.

En 2016, un Fonds d'indemnisation des victimes du valproate de sodium et de ses dérivés est créé, toujours grâce aux pressions intensives de l'association. En 2017, l'ANSM consent enfin, toujours sous la pression, à faire figurer sur les boîtes de Dépakine et sur les boîtes d'autres médicaments tératogènes ou fœtotoxiques la mention de l'interdiction pour les femmes enceintes, sous la forme d'un pictogramme :

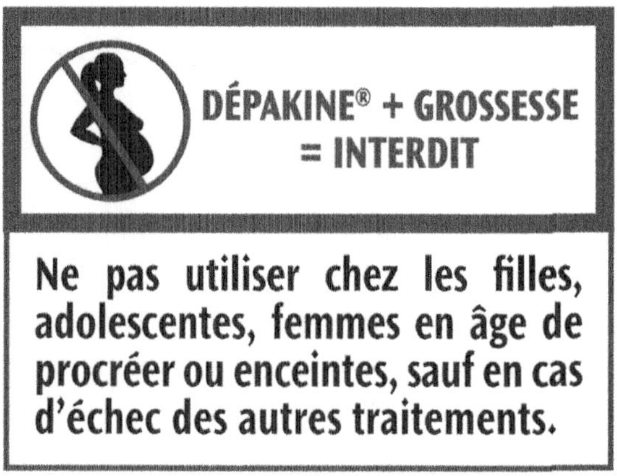

Mais rien ne semble jamais acquis pour les patients : en janvier 2023, l'ANSM annonce une réévaluation de ce pictogramme, pourtant efficace[147]. Quelques jours auparavant, Marine Martin a appris qu'elle n'était pas conviée aux débats, l'ANSM préférant solliciter des associations financées par les industriels, comme s'en émouvait en avril 2023 le mensuel *Capital*[148]. En février 2023, la lanceuse d'alerte dépose un recours en annulation de cette décision devant le tribunal administratif de Montreuil. Elle en attend le résultat. Dans l'intervalle, elle continue de se mobiliser pour que les effets de la Dépakine sur les enfants nés d'hommes sous traitement soient, à leur tour, reconnus.

« Cluster » d'enfants handicapés autour de l'usine Sanofi

Marine Martin soutient également les familles riveraines de l'usine Sanofi où est fabriquée la Dépakine, à Mourenx (Pyrénées-Atlantiques), dont les enfants présentent des troubles neurodéveloppementaux alors que les parents n'ont jamais consommé ce médicament[149]. Une information judiciaire a été ouverte en 2022 et le pôle Santé publique du Tribunal judiciaire de Paris est chargé d'une enquête. Selon un rapport de l'Institut national de l'environnement industriel et des risques[150], l'usine de Mourenx a rejeté entre 13 et 20 tonnes de bromopropane (substance cancérogène, mutagène et reprotoxique possible) par an, jusqu'en 2018. Cette année-là, les autorités sanitaires l'ont mise en demeure de faire cesser ces rejets.

En novembre 2023, *Le Monde* relaie en ces termes la colère de Marine Martin face à la décision de Santé publique France de lancer une étude envoyée à des habitants tirés au sort dans le bassin de vie : « C'est de la fumisterie, avec le tirage au sort, on peut tomber sur des familles qui sont sur le bassin depuis seulement six mois. Pour avoir une chance d'identifier un cluster potentiel, il faut cibler les enfants nés jusqu'en 2018 et comparer le nombre d'enfants présentant des malformations ou des troubles neurodéveloppementaux à la moyenne nationale[151]. »

ANSM à nouveau mise en examen

En mars 2024, on apprenait dans le quotidien *Le Monde* qu'après les victimes du Mediator et de la Dépakine, c'était « au tour de celles de l'Androcur et des autres progestatifs (Lutényl, Lutéran…) de demander des comptes à l'État[152] ». Ces médicaments sont liés à des méningiomes, tumeurs bénignes mais dangereuses des méninges, qui peuvent provoquer des symptômes gravissimes. La fondatrice de l'association de défense des victimes[153], Emmanuelle Mignaton, a dû arrêter sa carrière dans la finance à cause des effets très handicapants liés à ses cinq méningiomes, dont quatre inopérables.

D'autres femmes sont également montées au front pour dénoncer les effets délétères des implants Essure, mis au jour en 2022 dans une remarquable enquête financée par l'ONG bretonne « Splann ![154] » D'autres encore ont bataillé pour faire reconnaître la réalité des troubles invalidants (migraines, insomnies, maux de tête, etc.) provoqués à partir de 2017 par la nouvelle formule du Levothyrox, médicament de la fonction thyroïdienne prescrit à 3 millions de personnes en France. Après des années de procédures judiciaires, l'ANSM a été mise en examen en décembre 2022 pour « tromperie ». Six semaines auparavant, la branche française du laboratoire allemand Merck, fabricant du Levothyrox, avait également été mise en examen, pour « tromperie aggravée[155] ». En mars 2022, Merck a été définitivement condamné à indemniser les utilisateurs par la Cour de cassation[156].

Des « Rencontres des lanceurs d'alerte » méconnues

J'ai eu plusieurs fois le privilège de rencontrer Irène Frachon, Marine Martin et Emmanuelle Mignaton aux Rencontres des lanceuses et lanceurs d'alerte, une manifestation unique en son genre, qui a lieu tous les ans en novembre à la Maison des Sciences de l'Homme de La-Plaine-Saint-Denis, à côté de Paris[157]. Elle souffre malheureusement d'un manque de visibilité médiatique. L'alerte est pourtant absolument essentielle à la défense de l'intérêt public et à la protection de la société vis-à-vis des pratiques condamnables et des dommages causés par l'absence de mesures des pouvoirs publics.

Tous les ans, je me demande pourquoi cet événement n'attire pas plus de public et plus de médias. Je crains qu'il devienne de plus en plus difficile de lancer une alerte – j'en suis à peu près certaine pour le domaine de la santé, où le « verrouillage » par les intérêts financiers, déjà considérable, s'est accentué depuis la crise sanitaire.

Brook Jackson et l'affaire Ventavia

C'est précisément pour cela que nous avons décidé d'inclure, dans le présent ouvrage, un passage sur la question des vaccins contre le covid. Nous sommes conscients qu'il s'agit d'un sujet éminemment sensible. Mais il constitue l'exemple le plus récent de nombreuses dérives que nous dénonçons – au sujet des essais cliniques, de la pharmacovigilance, des effets indésirables, du manque de transparence en général. En cela, il nous est apparu incontournable.

La crise sanitaire a aussi mis en lumière des lanceurs d'alerte qui méritent qu'on s'attarde sur leur cas, car leur action permet de réaliser comment l'industrie est capable de se comporter quand on se dresse contre elle.

La Texane Brook Jackson se trouve à l'origine de l'article le plus commenté jamais publié par le *BMJ*[158]. Paru dans la revue en novembre 2021, écrit par le journaliste Paul Thacker, il a été commenté ou partagé sur des blogs X (Twitter), des actualités, etc., par plus de 43 000 lecteurs. C'est quatre fois plus que l'article suivant le plus commenté.

Le texte décrit les péripéties traversées par Brook Jackson, coordinatrice de recherche clinique expérimentée. Employée par Ventavia Research Group, elle a remarqué, en septembre 2020, d'importantes anomalies dans les pratiques de plusieurs centres d'essais cliniques texans administrés par cette firme. Il s'agissait de l'essai initial du vaccin covid de Pfizer. Entre autres problèmes, elle a relevé une mauvaise tenue des dossiers, des pratiques dangereuses, l'emploi de personnel non formé et la violation des règles de l'insu. Elle a fait part de ses inquiétudes à ses supérieurs, qui n'ont pris aucune mesure. Elle a ensuite informé la FDA. Le même jour, elle a été licenciée par Ventavia. Deux semaines plus tard, Mark Barnes, l'un des principaux avocats de Pfizer et associé du cabinet juridique Ropes and Gray, a tenté de la contacter par un texto, que Brook Jackson nous a communiqué. L'homme de loi lui demande s'il peut lui parler des « inquiétudes relayées par ses soins au sujet d'un centre d'essais cliniques ».

En janvier 2021, l'action intentée par Brook Jackson contre Pfizer en vertu du False Claims Act (loi sur les allégations mensongères concernant un produit commercial qui entraîne des dépenses gouvernementales – en d'autres termes, une fraude) est arrivée devant les tribunaux. L'on peut suivre l'avancée de l'affaire sur le site créé par Brook Jackson[159].

« À l'instar de Brook Jackson, seuls des lanceurs d'alerte sont en position de dénoncer de façon crédible les méconduites et pratiques douteuses des essais cliniques des firmes », conclut Peter Selley. « En effet, ils peuvent témoigner, en justice, des fraudes dont ils ont été les témoins directs. »

Augusto Roux : les dessous de l'essai argentin de Pfizer

Augusto Roux, avocat pénaliste travaillant pour le ministère de la Justice et des Droits de l'Homme à Buenos Aires, en Argentine, se porte volontaire en août 2021 pour participer à l'essai du vaccin anti-covid de Pfizer. À 36 ans, il jouit d'une excellente santé. Comme il est d'usage au sein d'un essai en insu, il ignore s'il reçoit le vaccin actif ou le placebo. On lui administre deux injections à deux semaines d'intervalle. Peu après la deuxième piqûre, il se sent très mal, s'effondre chez lui. Admis à l'hôpital avec de la fièvre, des douleurs thoraciques et une urine foncée (« de la couleur du Coca-Cola », décrit-il), il est examiné ; les médecins diagnostiquent une réaction indésirable au vaccin[160]. Un scanner thoracique montre un épanchement péricardique. « L'ensemble de ces éléments pointe clairement vers une réaction impliquant les muscles de son corps, y compris son muscle cardiaque », relève Peter.

Augusto Roux relate avoir envoyé l'ensemble des résultats de ses tests et les comptes rendus hospitaliers à l'équipe Pfizer. Les médecins de la firme évoquent d'abord une infection de type covid – alors que tous les tests covid pratiqués sur le jeune homme sont revenus négatifs. Puis ils affirment qu'Augusto souffre d'une maladie mentale – une sévère anxiété[161].

L'avocat quitte l'essai clinique et obtient une information cruciale : on lui confirme qu'il a bien reçu le produit actif, le vaccin Pfizer, non le placebo. Son problème cardiaque n'a jamais été enregistré comme un événement indésirable de l'essai. À ce jour, il n'a pas complètement recouvré sa santé. Son assurance maladie personnelle ne le couvre plus.

Selon le « formulaire de consentement éclairé » qu'il a signé, Augusto Roux aurait pu prétendre à une compensation, versée par l'assurance souscrite par Pfizer, s'il était prouvé que le vaccin était à l'origine du problème. Bien que plusieurs médecins éminents aient rédigé des rapports médicaux considérant que tel était le cas, leurs conclusions ne lient aucunement Pfizer. Et la police d'assurance souscrite par la firme prévoit que le lien doit être prouvé, pas seulement présumé ou probable.

Buenos Aires, plus gros centre d'essai Pfizer au monde

Dans tous les cas, l'avocat ne veut pas recevoir un dédommagement assorti d'un accord lui imposant de garder le silence sur ce qu'il a subi. Il souhaite que son dossier soit rectifié pour faire état de la réaction sévère que l'injection a, selon lui, entraînée chez lui.

Il a porté plainte devant les tribunaux argentins pour faire la lumière sur cet essai de Buenos Aires, dans lequel ont été enrôlées 5 800 volontaires. C'est le plus gros effectif recruté : le deuxième centre d'essai a inclus presque quatre fois moins de monde.

Le site de Buenos Aires était dirigé par un pédiatre, le Dr Fernando Polack. Ce centre a réussi à recruter très rapidement 467 médecins pour mener cet essai.

Le Dr Polack est l'auteur principal de l'article du *New England Journal of Medicine* (*NEJM*)[162] présentant les bienfaits du vaccin covid de Pfizer. Il a nié la grave réaction dont Augusto a été victime. Le centre dirigé par ce médecin a été le seul des 53 sites de l'essai Pfizer à faire l'objet de deux audits, l'un qualifié de « de routine », l'autre pas. Leurs résultats n'ont jamais été rendus publics[163].

Les lanceuses et lanceurs d'alerte paient souvent très cher leur courage d'avoir dénoncé une situation inacceptable à leurs yeux. On tente de tuer le messager pour anéantir le message… Augusto Roux, Brianne Dressen et Maddie De Garay (nous racontons son histoire un peu plus loin) gênent, parce qu'ils estiment avoir subi des dommages graves à cause d'un produit dont la version officielle affirme qu'il n'en comporte à peu près aucun. Pour beaucoup, ils constituent la preuve vivante des dysfonctionnements chroniques des autorités sanitaires, notamment de leur collusion avec les intérêts des industriels.

Nier l'existence de ces effets devient un enjeu de survie pour l'ensemble de ce système, que le Pr Peter Gøtzsche n'hésite pas à comparer à une mafia[164]. Lorsque les victimes sont d'anciens volontaires pour les essais cliniques, on ne peut pas commodément les discréditer comme faisant partie des « antivax » et des conspirationnistes. Il convient donc de les invisibiliser. Une option consiste à les psychiatriser : attribuer leurs problèmes à une psychose, un délire de persécution, une anxiété extrême.

Dans tous les cas, ils sont condamnés à vivre « en suspens », dans une sorte d'univers parallèle. Difficile de reprocher à ces personnes niées dans leur existence même, souvent également bafouées dans leur compétence professionnelle, régulièrement ridiculisées, de se confier aux seuls supports qui leur ouvrent leurs colonnes et leurs plateaux : les médias « alternatifs » et de marge. Comme ces derniers sont eux-mêmes taxés de complotisme, parfois à raison, la boucle est bouclée. Voyez, il est interviewé par une telle, dans tel journal : c'est donc bien un conspirationniste. Ne lui donnons pas la parole, car nous sommes vertueux et nous défendons la science et la raison.

Une fois de plus, la seule issue nous semble une transparence complète et un débat beaucoup plus ouvert plutôt qu'une censure des informations trop dérangeantes.

La formation et l'information des médecins aux mains des labos

En juin 2024, je suis allée à la faculté de médecine de Bordeaux pour assister à un module de la Facripp, la Formation à l'analyse critique de la promotion pharmaceutique. Cette initiative a reçu le prix Prescrire en 2023[165]. La revue médicale indépendante a salué « l'une des formations initiales les plus abouties pour se prémunir de l'influence des firmes [...], créée en 2016 au sein du département de médecine générale (DMG) de l'université de Bordeaux ». Elle rappelle que la promotion pharmaceutique « a des effets délétères sur la qualité de leurs prescriptions et le montant des dépenses de santé » et déplore : « Bien que la formation à l'indépendance figure dans la charte éthique et déontologique des facultés de médecine et d'odontologie adoptée fin 2017, les étudiants sont encore peu sensibilisés à cette thématique et peu formés pour s'en prémunir. »

Une étude française parue en 2022 a montré que les étudiants en médecine étaient massivement exposés à la promotion pharmaceutique[166].

« Illusion de l'unique invulnérabilité »

« La formation attire l'attention sur certaines illusions ou idées reçues : dans le domaine économique par exemple, l'illusion selon laquelle le prix d'un médicament serait justifié par les coûts de recherche et développement, ou, sur le plan de l'influence, l'idée qu'un petit cadeau n'aurait aucun effet, que rencontrer les visiteurs médicaux de toutes les firmes permettrait de n'être influencé par aucun, ou encore le sentiment trompeur d'être moins vulnérable que ses confrères, ou comme le dit un intervenant un brin provocateur de se sentir "un peu moins con que les autres" », synthétise *Prescrire*[167]. Ce biais cognitif, connu sous le nom d'illusion de l'unique invulnérabilité[168], reste répandu chez les étudiants en médecine. L'article précité, qui reposait sur un sondage mené en 2019 auprès de 6 280 étudiants en médecine, montre que la moitié d'entre eux estime qu'un cadeau influencera la prescription de leurs consœurs et confrères ; un tiers seulement pense être influencé dans un cas similaire.

Matériel promotionnel et revues « amies »

Plusieurs étudiants témoignent de l'omniprésence de supports siglés par l'industrie dans les bureaux des médecins qui les ont accueillis en stage.

Pour ce qui concerne les médias, en dehors de *Prescrire*, du site belge Minerva[169] et de *Pratiques, la revue de la médecine utopique*[170], les revues et sites d'information médicale européens francophones vivent, en totalité ou en partie, de la publicité des firmes, ce qui rend leurs avis sujets à caution, préviennent les deux formateurs de la Facripp. Ils distribuent à chacun un exemple d'un livret de sensibilisation réalisé par un collectif d'étudiants en médecine, la Troupe du rire, récipiendaire d'un prix Prescrire en 2015[171] et régulièrement mis à jour.

Formation continue financée à 98 % par l'industrie

Ils abordent aussi largement l'omniprésence des firmes dans la formation continue (obligatoire depuis 2004 et alors financée à 98 % par l'industrie, selon le Formindep[172]) et initiale. Là encore, les étudiants témoignent d'une présence importante des entreprises à l'hôpital, avec des sessions de formation (dites « staff ») souvent organisées pendant les pauses-déjeuner, animées par des représentants des labos – ou des leaders d'opinion qui bénéficient de leurs largesses – et qu'il peut être mal vu de manquer.

La réglementation interdisant aux firmes de fournir des repas aux étudiants[173] semble cependant bien connue et plus ou moins respectée : « Les prat' – N.D.A., praticiens – mangent aux frais du labo, nous on sort nos sandwichs », témoignent les jeunes. Certains étudiants racontent tout de même qu'à la fin « officielle » de l'intervention, les représentants des industriels leur déclarent : « On ne va pas remporter le buffet, alors si vous voulez vous servir... » Reste que même si l'on parvenait à éliminer l'industrie des circuits de formation initiale et continue, l'obstacle principal demeure, comme en témoignait déjà le sociologue Quentin Ravelli en 2016[174] : « Les médecins ont besoin de connaître la valeur d'usage du médicament et ces connaissances sur les médicaments sont produites par les laboratoires eux-mêmes, qui organisent les essais cliniques et sont ainsi juges et parties. »

Dans le même article, le professeur lyonnais Nicolas Lechopier assure être « frappé par la surprise des étudiants qui apprenaient que tous les nouveaux médicaments ne sont pas meilleurs que les anciens ». « J'ai senti une sorte d'indignation (ou du scepticisme) découvrant qu'il n'y a pas quelqu'un, là-haut, au niveau de l'État, qui fait le tri », ajoute-t-il. Il déplore ensuite que le médicament ne soit, dans les études de médecine, « pas abordé comme un sujet politique, au sens qu'il engage des enjeux de pouvoir et d'argent, qui concernent directement la viabilité de notre système de santé ».

La HAS contrainte par le Formindep de retirer ses recommandations

La Facripp sensibilise aussi les étudiants à l'omniprésence des conflits d'intérêts ainsi qu'aux nombreuses lacunes des dispositifs censés les répertorier, comme Transparence Santé[175]. Elle leur apprend qu'à plusieurs reprises, déjà, le Formindep, association qui œuvre en faveur d'une formation médicale initiale et continue indépendante, a fait retirer des recommandations de la HAS[176].

La lecture des documents fournis par le Formindep sur son site suscite une certaine inquiétude. On y comprend en effet que loin de constituer une sorte de « juge de paix », indépendant et impartial, du médicament, il apparaît que la HAS a émis, au fil des années, des recommandations qui ne reflètent pas toujours l'état de la science, qui semblent élaborées selon des procédures douteuses, voire illégales, et semblent entachées de sérieux conflits d'intérêts. Le site du Formindep contient l'historique des retraits de recommandations

HAS qu'il a obtenus, souvent auprès du Conseil d'État[177] : maladie d'Alzheimer, diabète, dyslipidémies, hypertension... En 2018, par exemple, l'association relaie l'avis du Collège de la médecine générale sur les recommandations concernant les dyslipidémies : « La méthode d'élaboration pose problème » et « les seuils et cibles de ce document vont amener à traiter par statine au moins 50 % des séniors (à partir de 60 ans)[178] ».

Elle habille ensuite la Haute autorité pour l'hiver, notamment en ces termes : « La HAS a fait le choix d'endosser les recommandations produites par des sociétés savantes le plus souvent financées par les firmes pharmaceutiques concernées, rédigées par des médecins leaders d'opinion qu'elles rémunèrent, et parfois élaborées sans même méthodologie décrite ni gradation des niveaux de preuves. »

Un faible niveau de preuves d'autant plus préoccupant qu'il se cumule avec une absence de transparence et d'indépendance, estime l'association. « La HAS ne parvient pas même à satisfaire à ses propres exigences, même régulièrement abaissées. »

Messages d'espoir ?

Le site associatif diffuse tout de même un message d'espoir, en rendant compte d'une rencontre, au printemps 2024, avec des représentants de la HAS apparemment désireux d'instaurer une démarche « indépendante et très stricte, tant sur le plan déontologique que méthodologique[179] ».

Les étudiants ne semblent pas bien connaître les errements de la HAS, ni réaliser à quel point l'édifice de « médecine fondée sur les preuves » qu'on leur a présenté comme une base indiscutable pour appuyer leur pratique repose sur des fondations hasardeuses.

Partie II

AUX RACINES D'UNE OVERDOSE : COMMENT LES PROFITS ONT PRIS LE PAS SUR LA SANTÉ

THALIDOMIDE : LE SCANDALE OUBLIÉ

Une petite fille de 2 ou 3 ans, très blonde, vêtue d'une jolie robe smockée blanche, assise dans l'herbe. Toute son attention est concentrée sur le jouet posé devant elle : un bus en bois percé de multiples fenêtres rondes, dans lesquelles il s'agit de faire passer des bonshommes. Juste derrière elle, la photo laisse voir des jambes de femme, pieds chaussés d'escarpins à talon bobine, typiques des années 1960. Le cliché[180] a été pris alors que l'enfant s'apprête à saisir l'un des bonshommes. Avec son pied gauche, le seul membre dont elle semble disposer.

Cette photo, comme des centaines d'autres représentant des enfants affectés *in utero* par la thalidomide, était célèbre dans les années 1960 et 1970. Le mot « thalidomide » était d'ailleurs bien connu de la population, tout comme les marques sous lesquelles la substance avait été commercialisée – selon les pays, Contergan, Softenon, Distaval, Kevadon, etc. Aujourd'hui, quand on pose la question à des moins de 50 ans, le mot « thalidomide » n'évoque plus rien. Seule exception : les étudiants en médecine, qui apprennent en embryologie les dommages considérables que ce composé peut causer. Pour le reste, l'un des plus cruels scandales sanitaires de l'Histoire est oublié.

Si le mot « thalidomide » est déjà tombé dans les oubliettes de l'Histoire – particulièrement en France, qui a eu la chance d'échapper à cette catastrophe –, les conséquences du scandale sont encore bien présentes aujourd'hui. En effet, il a conduit à une réforme du processus d'autorisation des médicaments, en particulier par l'imposition de tests de sécurité obligatoires sur des femelles gestantes (des animaux, donc) pour toutes les nouvelles molécules.

Des malformations parfois fatales

Au début des années 1960, la thalidomide commence à être largement utilisée comme sédatif. Le public et les médecins ignorent alors qu'un seul comprimé, s'il est pris au début de la grossesse (environ un mois après la fécondation), peut provoquer des fausses couches et des malformations majeures chez les bébés. Nombre d'entre eux y succombent peu de temps après leur naissance.

La thalidomide, lancée en Allemagne en vente libre à la fin des années 1950 sous le nom de Contergan, n'a rien d'un médicament essentiel. En revanche, elle a montré une efficacité dans la prise en charge de l'insomnie et des nausées matinales liées à la grossesse. Elle est rapidement recommandée dans ces indications dans 46 pays du monde. Son fabricant, la firme familiale allemande Chemie Grünenthal GmbH de Stolberg, près d'Aix-la-Chapelle, ne l'a pas testée sur des femelles gestantes avant de le mettre en vente comme médicament à usage humain[181].

L'un des arguments de vente brandis par la firme : les chercheurs n'ont pas réussi à déterminer de dose fatale dans les tests sur les animaux. De ce point de vue, la thalidomide est moins dangereuse que la plupart des somnifères de l'époque, qui, pris en surdose massive, peuvent tuer.

Le premier effet indésirable signalé est la neuropathie périphérique. Cette atteinte des nerfs cause des pertes de sensibilité dans plusieurs endroits du corps, particulièrement dans les membres.

Le Dr Alexander L. Florence, un médecin de famille écossais, écrit en décembre 1960 au *British Medical Journal* en décrivant des cas de patients adultes ayant développé des neuropathies sous thalidomide[182]. Il se demande si le médicament peut en être la cause. À la même période, dans plusieurs régions allemandes, les médecins constatent une recrudescence des naissances de bébés présentant de lourdes malformations des membres. Aux États-Unis, une docteure fraîchement recrutée par la FDA, Frances Kelsey, repère la lettre du Dr Florence. Elle bloque le dossier d'autorisation de la thalidomide.

Un an plus tard, l'obstétricien australien William McBride est le premier à établir un lien entre des malformations graves de bébés et le fait que les mères ont consommé de la thalidomide pour calmer leurs nausées de début de grossesse. Sa lettre est publiée par le *Lancet*.

« Cela montre combien il est désolant que la plupart des journaux médicaux aient cessé de publier les lettres de médecins décrivant des effets indésirables, comme celles rédigées à l'époque par les Drs Florence et McBride », regrette Peter Selley.

Épidémie de phocomélie

L'une des malformations les plus couramment repérées s'appelle *phocomélie*, car elle rappelle la morphologie des phoques : des bras ou jambes raccourcies, avec les pieds et/ou les mains atrophiés, parfois directement reliés au tronc de l'enfant.

Dans un premier temps, Chemie Grünenthal ignore les rapports de cas provenant des médecins. Les preuves d'un lien entre la substance et les malformations continuent à s'accumuler, deviennent irréfutables. Il s'avère que la thalidomide abîme les nerfs essentiels au développement normal des membres de l'embryon.

De 1957 à 1961, le médicament est diffusé à peu près partout dans le monde. La légende affirme que la France a été sauvée du désastre par la lenteur de ses procédures administratives. Le scandale éclate en 1961 : le médicament, désormais interdit dans le monde entier, est retiré du marché. Notre pays en a réchappé de justesse : les paquets étaient prêts pour l'expédition. Quant à Chemie Grünenthal, elle s'est contentée de faire figurer dans une lettre aux médecins canadiens la mention « Ne pas administrer aux femmes enceintes[183] ». C'était en novembre 1961, quelques semaines avant l'interdiction de la molécule.

Mais dans plusieurs pays, des échantillons continuent à circuler chez les médecins et dans les pharmacies.

Il apparaît vite que le fabricant a tout tenté pour dissimuler la dangerosité de son produit, niant l'évidence jusqu'au bout[184]. À peine cinq mois après le retrait du médicament, des tests sur des rates et des lapines gestantes montrent des effets délétères similaires sur leurs embryons.

Même si la Dre Kelsey a réussi à éviter l'autorisation de la thalidomide sur le marché étasunien, elle n'a pu agir à temps pour empêcher la circulation d'échantillons gratuits dans le pays. Officiellement, seules 17 personnes sont atteintes de malformations provoquées par la molécule outre-Atlantique. De récentes campagnes sur les réseaux sociaux semblent indiquer que le chiffre réel est sans doute plus proche de 200 personnes, aujourd'hui sexagénaires[185].

Les États-Unis ne font d'ailleurs pas partie des nombreux pays qui ont indemnisé les victimes de la thalidomide. La société Chemie Grünenthal n'a jamais répondu de ses actes au pénal. En 1970, en Allemagne, un procès a été intenté contre les dirigeants de Chemie Grünenthal, mais les juges n'ont pas eu l'opportunité de se prononcer car un accord transactionnel secret a été conclu avec le gouvernement fédéral. Il garantit aux anciens cadres de la firme une immunité contre d'éventuelles poursuites futures. En 2012, Chemie Grünenthal présente des excuses – un demi-siècle, donc, après la découverte des malformations[186].

On estime qu'au moins 10 000 bébés ont été touchés dans le monde.

L'affaire Softenon

En 1962, la France se passionne pour « l'affaire Softenon » – c'est le nom commercial de la thalidomide en Belgique. À Liège, les parents d'une petite fille née lourdement handicapée à cause de ce médicament sont jugés pour le meurtre de l'enfant. L'opinion publique est en leur faveur. Ils sont acquittés[187].

En 1971, l'Institut de la Vie[188], dont le siège se trouve à Paris, remet au Dr McBride une médaille et un prix de 250 000 francs pour services rendus à l'humanité. Quelque temps plus tard, il apparaît que le médecin, après avoir reçu la visite d'un représentant très convaincant de Chemie Grünenthal, a lui-même largement prescrit de la thalidomide à ses patientes enceintes.

En 1961, quand le scandale de la thalidomide éclate, cela fait deux ans que le sénateur étasunien Estes Kefauver travaille sur un projet de régulation de l'industrie pharmaceutique de son pays. Cette dernière réalise des profits indécents. Les firmes et les médecins sont vent debout contre son projet, mais le vent tourne quand le monde découvre que tant de bébés ont subi des malformations gravissimes à cause d'un médicament. Le rapport de force s'en trouve inversé. Les amendements Kefauver-Harris sont adoptés, ils complètent la loi de 1938 dite « Food, Drug and Cosmetic Act ». Ils imposent de nouvelles exigences au processus d'autorisation des médicaments dans le pays. Il faut désormais démontrer qu'un produit pharmaceutique est sûr et efficace pour pouvoir prétendre à une autorisation de mise sur le marché[189].

Aujourd'hui, la thalidomide a effectué un timide retour, dans des conditions de surveillance très strictes, pour soigner certaines formes de lèpre et certains myélomes (un cancer de la moelle osseuse).

Selon l'ouvrage de référence de la pharmacopée britannique[190], les médicaments peuvent nuire à l'embryon et au fœtus tout au long de la grossesse. Pendant le premier trimestre, ils peuvent provoquer des malformations congénitales (on parle de tératogenèse), avec une période de risque maximal entre la troisième et la onzième semaine de grossesse. Au fil des deuxième et troisième trimestres, ils peuvent affecter la croissance et le développement fonctionnel du fœtus, et créer une toxicité sur ses tissus. Certains médicaments, administrés peu avant le terme ou pendant le travail, peuvent influer négativement sur celui-ci, ou provoquer des effets nocifs sur le nouveau-né.

Tests limités aux rates et lapines

Les recommandations actuelles pour les tests visant à évaluer la sécurité d'un médicament pendant la grossesse datent de 2020. Elles ont été émises par le Conseil international d'harmonisation des exigences techniques pour l'enregistrement des médicaments à usage humain (CIH), au sein duquel siègent les autorités de réglementation et les représentants de l'industrie pharmaceutique d'Europe, du Japon et des États-Unis.

On y lit (sous la référence ICH S5(R3)) :

> *5.1.1. Sélection des espèces pour les tests DART [Developmental and reproductive toxicity] – Toxicité du développement et de la reproduction*
> *Le rat est généralement approprié pour les tests DART et est l'espèce de rongeur la plus utilisée pour des raisons pratiques, de connaissance de la pharmacologie de l'espèce, de quantité considérable de données toxicologiques généralement disponibles pour interpréter les observations non cliniques et pour la grande quantité de données historiques [disponibles] [...] Pour évaluer le développement embryo-fœtal, on teste généralement sur une deuxième espèce de mammifère non rongeur, même s'il existe des exceptions (par exemple, les vaccins et les biomédicaments).*

Les vaccins sont donc soumis à des évaluations de toxicité allégées, puisqu'ils peuvent n'être testés que sur des femelles gestantes d'une seule espèce de rongeur, par exemple le rat (lire p. 150 pour les tests sur le vaccin VRS).

Comment la thalidomide a changé le paysage du médicament

Après l'éclatement du scandale de la thalidomide, la Dre Frances Kelsey est considérée comme une héroïne aux États-Unis, pour avoir empêché l'approbation de ce médicament par la FDA. Le président John Fitzgerald Kennedy lui a remis en août 1962 une médaille[191] pour l'en récompenser.

La dramatique affaire de la thalidomide a conduit à une réforme des dispositions de 1938 régissant l'accès au marché des médicaments. Les amendements Kefauver-Harris de 1962 ont disposé qu'une demande d'approbation devrait désormais, de surcroît, fournir « des preuves substantielles » d'efficacité, reposant sur des « études correctement contrôlées ». Il est revenu à la FDA de mettre en œuvre ces exigences. En 1969, elle a décrété que deux essais contrôlés randomisés (ECR) rempliraient cette fonction. (Elle a ensuite interprété cette disposition de façon littérale, c'est-à-dire que si l'on réalise dix ECR sur une molécule, que huit donnent des résultats négatifs et deux des résultats positifs, cela ouvre la voie à une autorisation – lire p. 134 sur l'étude 329.)

Pourquoi des ECR ? Parce qu'en théorie, le fait de tirer au sort quels participants reçoivent le médicament et quels autres le placebo permet de constituer deux groupes comparables, afin d'« isoler », en quelque sorte, l'effet du médicament par rapport à tous les autres facteurs possibles. On se doute que dans les faits, c'est moins aisé.

Avant de détailler les processus d'autorisation des médicaments, il semble important de connaître certains éléments du paysage mondial du médicament. Le « gendarme » étasunien du secteur, la FDA, donne généralement le *la* aux autres agences, notamment l'Agence européenne du médicament (AEM) pour l'UE et la MHRA (Medicines and Healthcare products Regulatory Agency) pour le Royaume-Uni. Ces agences reçoivent une large part de leur financement de l'industrie pharmaceutique (désormais autodésignée par le vocable « sciences de la vie »).

Les essais cliniques tels qu'on les connaissait voici soixante ans étaient utilisés pour déterminer si un médicament était efficace et semblait sûr. Ils étaient alors menés par des médecins expérimentés, qui recouraient à leur bon sens pour évaluer personnellement les volontaires ou les patients testant le produit.

Leur formation et leur expérience leur permettaient de se faire une idée assez précise de la sûreté de la substance testée. Un protocole – le manuel destiné aux enquêteurs – pouvait tenir sur quelques pages. Les produits inefficaces étaient rapidement identifiés. Vous vous demandez peut-être, légitimement : si un médicament est manifestement efficace, pourquoi avons-nous besoin d'un essai mené suivant ces règles formalisées ? Vous avez raison. Si la nécessité des ECR s'est généralisée, c'est parce que de nombreux médicaments lancés au fil des décennies récentes n'apportent de bénéfices, au mieux, qu'à une petite proportion des patients.

Deux autres concepts entrent en jeu. D'abord, le rapport coût-efficacité – savoir si l'apport d'un médicament pour le patient vaut le prix qu'il coûte constitue une considération importante dans les traitements financés par l'État. Ensuite, l'évaluation du bénéfice-risque – les effets nocifs du traitement l'emportent-ils sur ses avantages en termes d'espérance de vie ou de qualité de vie ? Par exemple, un vaccin qui prévient la pneumonie chez 70 % des personnes mais provoque des problèmes cardiaques mortels chez 1 % pourrait ne pas être considéré comme sûr.

De nos jours, les essais menés par les industriels semblent davantage conçus pour déterminer quels bénéfices le fabricant pourra annoncer, plutôt que leur efficacité. Ces bénéfices peuvent être « secondaires » (*surrogate outcomes*) : par exemple, un nouveau médicament censé réduire le taux sanguin de cholestérol pourrait être testé pour déterminer s'il diminue ledit taux de 10 %, plutôt que s'il permet aux gens de vivre plus longtemps et de se sentir mieux. Les protocoles actuels s'étendent couramment sur des centaines de pages. Ils peuvent contenir des « informations commercialement sensibles » : elles ne sont pas nécessaires mais peuvent servir d'excuse aux firmes pour refuser les demandes formulées dans le cadre de la législation sur le droit à l'information.

L'art de se cacher derrière les « stats »

Parfois, le protocole comprend des précisions sur les analyses statistiques qui seront menées. Voici par exemple un extrait du protocole de l'ECR du « vaccin maternel » (administré aux femmes enceintes dans l'optique d'immuniser le bébé après sa naissance) contre le virus respiratoire syncytial[192] :

« Événement(s) intercurrent(s) : Pour les participants qui abandonnent l'essai, toutes les données collectées seront incluses ; les dates d'effets indésirables manquantes seront imputées comme décrit dans le manuel de règles sur les statistiques des vaccins de Pfizer. » Cela signifie que les dates des événements indésirables manquant dans les données seront devinées par les statisticiens, selon leurs propres règles secrètes – que le protocole ne spécifie pas, et qui ne se trouvent pas dans le domaine public. Pratique, non ?

Depuis les amendements de 1962 apportés à la loi réglementant les médicaments, il est généralement admis que l'étalon-or en matière d'essais cliniques réside dans ceux « randomisés, contrôlés, en double aveugle ». Ce dogme est désormais accepté ; les sociétés pharmaceutiques vantent leurs essais conçus pour « cocher toutes les cases » à cet égard. « Double aveugle » (on lit aussi parfois « double insu ») signifie que ni le sujet ni l'investigateur ne sait s'il a été affecté par le tirage au sort au groupe recevant le traitement actif ou au groupe-témoin – à qui l'on administre généralement un placebo. C'est important, sinon cela pourrait créer des biais. Mais beaucoup de participants devinent facilement à quel groupe ils appartiennent. S'ils développent des nausées, par exemple, ils comprendront probablement qu'ils reçoivent le médicament actif, pas le placebo. Au plus fort de l'épidémie de covid, de nombreux volontaires recrutés pour les ECR vaccinaux les ont abandonnés en cours de route, parce que leur bras n'était pas devenu douloureux après l'injection. Ils partaient donc essayer d'obtenir le vaccin autrement.

De même, les investigateurs (le personnel qui suit les patients) des essais impliquant des médicaments bêtabloquants peuvent savoir qui prend le médicament actif car le pouls s'en trouve notablement ralenti. La plupart du temps, les comprimés se ressemblent, mais il est plus difficile de maintenir une apparence similaire entre un vaccin et un placebo – dans ce cas, la personne qui administre le vaccin saura qui reçoit le produit actif.

Le brouillard du « statistiquement significatif »

Pour qu'un résultat d'ECR soit considéré comme probant, il doit être « statistiquement significatif ». Les experts considèrent que des résultats répondant à ce critère se produisent par hasard moins d'une fois sur 20 (< 5 %). Cette notion a été inventée par Ronald Fisher, un éminent statisticien britannique, en 1937. Pour l'illustrer, il a utilisé l'exemple d'une dégustation de tasses de thé[193].

(Peter peut en effet témoigner que dans son pays natal, de nombreux amateurs de thé prétendent pouvoir détecter, au goût, si leur boisson préférée a été préparée en versant le lait froid dans la tasse avant le thé chaud ou s'il a été ajouté ensuite. Il précise à l'attention de ses amis français que, traditionnellement, le thé était préparé dans une théière en porcelaine préchauffée, contenant une cuillère à café de feuilles de thé par personne, plus une pour la théière. On ajoutait alors l'eau bouillante et on laissait infuser pendant deux ou trois minutes.)

Fisher a donc voulu inventer un test permettant de déterminer de manière fiable si une dame était réellement capable de détecter par le goût l'ordre d'arrivée du lait dans la tasse, comme elle le prétendait.

Fisher a suggéré de lui préparer huit tasses de thé : quatre avec le lait versé en premier et quatre avec le lait ajouté après. La dame dégustait quatre tasses présentées dans un ordre aléatoire. Le statisticien a calculé que la probabilité de deviner correctement si le lait est arrivé en premier ou en dernier dans les quatre tasses, par hasard, est de 1 sur 70.

Si la dame devinait correctement pour trois des tasses mais se trompait pour la quatrième, cela pouvait être dû au hasard (16 sur 70, soit plus de 20 %). Ainsi, ce n'est que si la dame avait raison sur les quatre tasses que Fisher conviendrait qu'elle était une testeuse fiable, car il est peu probable que ce soit un résultat fortuit. Un sur 70 équivaut à 1,4 %, ce qui, étant inférieur à 5 %, est statistiquement significatif.

La signification statistique est devenue le Graal des essais cliniques. Notons bien qu'un événement considéré, au sein d'un essai, comme « statistiquement non significatif » peut s'avérer extrêmement significatif pour la personne qui le subit – par exemple, un effet indésirable grave. Les victimes de tels effets rappellent souvent que l'événement a affecté 100 % de leur vie : on se trouve au-delà du « significatif »... Par ailleurs, si des problèmes similaires apparaissent dans plusieurs essais, mais que leur nombre, au sein de chacun de ces essais, n'atteint pas le fameux Graal, le bon sens devrait commander de s'y pencher un peu plus.

La dame qui boit du thé... en sachet

(Peter ajoute, avec une pointe de nostalgie, que si Fisher était en vie aujourd'hui, il devrait probablement penser à une expérience différente, car les feuilles de thé en vrac sont pratiquement obsolètes : le lait est toujours ajouté après avoir versé de l'eau chaude sur un sachet de thé dans une tasse.)

Ainsi, la thalidomide a forgé le paysage actuel du médicament[194]. Les essais cliniques randomisés en double aveugle forment l'étalon-or de la preuve en médecine et la pierre angulaire de la « médecine fondée sur les preuves » (*evidence-based medicine*). Depuis soixante ans et le premier essai clinique de l'Histoire, qui visait à évaluer l'efficacité de l'antibiotique streptomycine sur la tuberculose en Grande-Bretagne, en 1948, les méthodes ont évolué. L'industrie et ses sous-traitants ont appris à détourner cet outil à leur profit (lire p. 142). La négligence des autorités sanitaires aidant, ce détournement contribue chaque année à la mise sur le marché et au remboursement de dizaines de molécules inutiles, médiocres, voire dangereuses[195], qui menacent l'équilibre du financement de notre système de santé. Là encore, c'est l'absence de volonté politique qui a permis ce dévoiement à grande échelle. De plus, en laissant l'industrie garder secrets une partie significative de ses résultats d'essais cliniques, les gouvernants sont indirectement responsables d'incalculables dommages sur la santé de leurs concitoyens et d'un gaspillage d'argent public démesuré. Un « pognon de dingue », en quelque sorte.

Données inaccessibles

Le règne de la « médecine fondée sur les preuves » n'est donc qu'apparent : ses promesses ont vite été trahies. Rapidement, l'opacité est devenue la règle, jetant à bas tout l'édifice. « Le manque de transparence sur les conflits d'intérêts et l'opacité sur les résultats des essais cliniques pervertissent tout le système », déplore le Dr Christian Guy-Coichard, président du Formindep. « J'ai moi-même cessé d'accepter de participer à des essais cliniques quand je me suis aperçu que les données en seraient séquestrées. »

Il faut préciser qu'aussi incroyable que cela puisse paraître, cette opacité est généralisée. Même les autorités sanitaires – les régulateurs du marché, comme l'AEM et l'ANSM – n'ont accès qu'à une partie des « données-sources » des essais cliniques menés par l'industrie[196]. Ils accordent donc des autorisations de mise sur le marché et des remboursements à partir de données partielles. Un célèbre médecin, chercheur et auteur anglais, Ben Goldacre, décrit la situation en ces termes : « Tous les jours, des gens souffrent et meurent parce que les décisions concernant leur traitement sont prises à partir de la moitié, voire du tiers des données existantes[197]. » Le Pr Hervé Maisonneuve, l'un des rares spécialistes français de la recherche sur l'intégrité scientifique, le rejoint, soulignant sur son blog l'importance, pour la santé publique, de publier les essais « abandonnés[198] », qui montrent des résultats défavorables pour l'industrie.

Le reste est gardé sous le boisseau par l'industrie sans que personne, ou presque, n'y trouve à redire. Pourtant, le numérique rend beaucoup plus facile la communication des données. « Dans les années 1990, un laboratoire demandant l'approbation d'un médicament envoyait aisément trois camions de 5 tonnes bourrés de documents », se remémore le Pr Hervé Maisonneuve[199].

En plus de mettre les patients en danger, l'opacité coûte cher à la collectivité, réduite à acheter, ou à financer, des produits souvent médiocres, inutiles, voire dangereux. Parmi les multiples cas où la sortie des données présumées complètes a mis au jour des informations qui remettaient en cause l'utilité du médicament, citons l'étude 329, dont nous parlerons dans quelques pages : elle remet complètement en question le recours à l'antidépresseur paroxétine chez les enfants et adolescents déprimés.

L'opacité généralisée signifie aussi que les « recommandations de bonne pratique » qui encadrent de plus en plus fortement la prise en charge des patients reposent souvent, elles aussi, sur des bases contestables – notamment des articles rédigés par des auteurs fantômes, décrivant des essais cliniques plus orientés vers le marketing que vers la recherche clinique.

Là encore, l'intérêt d'une médication tend à être surestimé, ses effets indésirables minimisés. C'est d'autant plus préoccupant que les médecins sont de plus en plus souvent rémunérés en fonction de ces « reco », comme ils les désignent familièrement. Une politique spécifique vise d'ailleurs précisément cet objectif : la « rémunération sur objectifs de santé publique », ou Rosp. En 2026, elle sera fusionnée avec d'autres dispositifs dans un nouvel avatar du « forfait médecin traitant » (FMT). Dans le *Quotidien du médecin*[200], on lisait que le nouveau dispositif rapporterait « 21 500 euros par an et par médecin traitant pour une patientèle de taille moyenne ». L'Union française pour une médecine libre – Syndicat (UFML-S) a rejeté le nouvel accord, étrillant une convention « sans vision, et sans ambition ». Selon son président, le Dr Jérôme Marty, la convention « caporalise » les médecins libéraux « aux exercices fléchés, encadrés, mesurés, normés ».

« Dans les faits, cela signifie qu'on n'a plus de liberté d'exercer », fulmine une généraliste expérimentée, qui préfère garder l'anonymat. « Nous sommes de plus en plus fliqués, et on nous demande, par-dessus le marché, de fliquer les patients ! Personnellement, je refuse de remplir le dossier en ligne des miens, je n'inclus pas leur identifiant, je refuse de vérifier la pièce d'identité de ceux à qui j'ouvre un dossier, car je ne suis ni policier ni gendarme. Régulièrement, l'Assurance maladie m'envoie un de ses collaborateurs qui me sort mes “stats” et m'interroge : pourquoi si peu de vos patients reçoivent-ils des statines ? Je pense que les statines sont, dans la plupart des cas, plus dangereuses qu'utiles. Mais elles figurent en bonne place dans les “reco”… Les pressions de l'Assurance maladie pour systématiser les prises en charge n'ont, à mes yeux, plus rien à voir avec la médecine. En plus, si je remplissais tous les dossiers comme elle me le demande, qui me garantirait que ces données hypersensibles ne pourraient pas se retrouver, un jour, piratées ? Que dès lors, les assurances refuseraient de couvrir certains de mes patients, par exemple ? »

Le précédent du Tamiflu

Il existe de nombreux autres exemples des conséquences délétères de la non-communication des données cliniques. Ainsi, la Collaboration Cochrane, alors l'organisation de référence en matière d'analyse indépendante des données cliniques[201], remet radicalement en cause, en 2014, l'efficacité de l'antiviral Tamiflu[202].

À partir de 2005, effrayés par les prévisions alarmistes concernant la « grippe aviaire », H5N1, les gouvernements se mettent à constituer des stocks de cet antiviral commercialisé par la firme suisse Roche. Le mouvement s'accélère avec l'apparition de la souche H1N1, la « grippe porcine », autour de 2009. Les données communiquées par l'industriel évoquent des risques de pneumonie et d'hospitalisation diminués de moitié.

Une équipe internationale de sept chercheurs, dirigée par l'épidémiologiste Tom Jefferson au sein de la Collaboration Cochrane, découvre en 2009 que seules 40 % des données du médicament – autorisé en 1999 aux États-Unis et en 2002 dans l'UE – ont été publiées.

En mars 2014, à partir de ces données, la Collaboration Cochrane conclut[203] que le médicament ne semble pas faire baisser le risque d'hospitalisation, ne semble pas diminuer la transmission du virus et qu'il est possible qu'il gêne la production, par l'organisme, des anticorps destinés à combattre l'infection. En 2012, dans le *BMJ*[204], le Pr Peter Gøtzsche recommande aux gouvernements d'assigner Roche en justice pour obtenir le remboursement des sommes dépensées en Tamiflu. À elle seule, l'Union européenne a acquis pour un montant de 3 milliards de dollars ce médicament, alors que les deux tiers des données manquaient. Les États-Unis en ont acheté pour environ 1,5 milliard de dollars. Le gouvernement britannique a dû détruire son stock, d'une valeur de 74 millions de livres, parce que le suivi des dates de péremption n'avait pas été correctement effectué[205].

Des effets neurologiques chez les jeunes

Dans son numéro de novembre 2015, *Prescrire* titre, à propos de l'affaire Tamiflu : « Plus de 15 ans de rétention des données et d'enfumage systématique », dénonçant notamment « des agences dupes ou complices ». La revue considère que « les essais [cliniques financés par la firme] n'ont pas été conçus pour apporter des réponses concernant l'efficacité de l'oséltamivir pour prévenir les complications graves de la grippe chez des personnes à risque élevé de complications, notamment les pneumonies chez les personnes âgées de plus de 65 ans. Ils ont été conçus surtout pour évaluer son efficacité symptomatique », qui d'après *Prescrire,* « s'est révélée mineure : un gain de 1 jour à 2 jours de symptômes, selon que l'analyse portait sur les cas de grippes confirmées ou non ».

Dans leur inimitable style distancié, les médecins-rédacteurs écrivent : « La firme a été très réactive après la publication des résultats peu favorables de la synthèse Cochrane en mars 2014. En octobre 2014, la firme Roche a envoyé au Réseau Cochrane 69 pages de commentaires critiquant les résultats de cette synthèse où elle reproche avec aplomb de ne pas avoir été plus sollicitée pour clarifier les données. » Qu'en termes policés ce comportement inqualifiable est décrit !

En 2009, *Prescrire* avait déjà alerté sur des risques d'effets neurologiques sérieux de la molécule chez les enfants et adolescents[206]. Cette année-là, poussé par la vague H1N1, l'oséltamivir a rapporté 3,2 milliards de dollars à Roche. En 2016, la molécule est tombée dans le domaine public.

En 2017, l'OMS a retiré de sa liste des médicaments indispensables cet antiviral[207] à l'efficacité contestée, dont les potentiels effets indésirables rénaux et psychiatriques peuvent s'avérer sérieux.

L'occasion manquée des vaccins covid

L'année 2020 marque, pour nous tous, un tournant. Nous apprenons l'existence d'un nouveau virus respiratoire, qui semble très dangereux et qu'on ne sait pas vraiment soigner. Il se répand en quelques semaines sur la planète, les gouvernements imposent confinements, masques, fermeture des écoles… Moins d'un an après le début de l'épidémie mondiale, l'annonce que des vaccins seront bientôt disponibles laisse entrevoir un retour prochain à la vie normale.

La campagne de vaccination démarre en France fin décembre 2020. Dans une matinale de France Inter[208], le Pr Éric Caumes, spécialiste des maladies infectieuses et tropicales à l'Assistance publique – Hôpitaux de Paris (AP-HP) déclare qu'il se fera vacciner car les vaccins constituent, « pour un spécialiste des maladies infectieuses, le plus grand progrès de la médecine ». Il ajoute cependant, au sujet des « vaccins à base de matériel génétique », l'ARN messager, que l'on « manque de recul » et regrette que l'on ne dispose « toujours pas [des] publications scientifiques ». « Les dossiers sont aux agences américaines et européennes du médicament, on n'y a pas accès », poursuit-il. « Malheureusement, je peux uniquement vous dire que je manque de recul parce que je n'ai pas les informations. »

Une déclaration frappée au coin du bon sens : on ne juge pas des mérites d'un médicament, ou d'un vaccin, à partir des communiqués de presse, forcément triomphants, des fabricants. La déclaration suscite pourtant des vagues, tant nous sommes conditionnés à voir tout ce qui ne relève pas de l'approbation complète et aveugle des nouveaux médicaments, et particulièrement des vaccins, comme touchant à un scepticisme malsain, voire au complotisme.

L'analyse du Pr Caumes est pourtant partagée par de nombreux chercheurs, universitaires et médecins. À tout le moins ceux qui savent que l'industrie ne communique pas une partie significative de ses données. J'ai en effet découvert que d'éminents scientifiques ignorent cette dérive. Sans le savoir, ils vivent dans une « bulle de mésinformation » dont les contours sont définis par l'industrie, avec l'aval des autorités sanitaires. Cela donne une idée de la façon dont l'industrie a gagné la bataille de l'information. Son emprise sur ce domaine s'est encore renforcée avec le covid-19.

Transparence : il aurait fallu se saisir de la crise sanitaire

« En tant que société, nous aurions dû nous saisir de cette crise pour imposer plus de transparence au secteur du médicament », me déclare en décembre 2021 le Pr Hervé Maisonneuve[209]. « Il nous faut les données des médicaments et des vaccins, c'est indiscutable. Comment justifier de ne pas disposer de toutes les informations existantes sur un produit administré à plusieurs milliards de personnes[210] ? »

En septembre de la même année, il diffuse sur son blog[211] un excellent article, signé notamment par Tom Jefferson et Peter Doshi, paru dans le *BMJ*[212] et titré : « Vaccins covid : des décisions sans données ». Il y traduit les conclusions des chercheurs, notamment que « les contribuables ont aidé à financer les essais de vaccins COVID-19 et devraient avoir le droit d'accéder aux résultats » et que « l'utilisation généralisée d'interventions sans transparence totale des données soulève des inquiétudes quant à l'utilisation rationnelle des vaccins COVID-19 ».

« Patrimoine commun de l'humanité »

Les chercheurs signataires de tels articles sont tout sauf des « antivax » forcenés. Tout comme le Pr François Gueyffier, alors[213] chercheur au CNRS rattaché au laboratoire de pharmacologie et toxicologie des Hospices civils de Lyon (HCL). Dans L'Arrière-Cour[214], il prend soin d'entamer son propos ainsi : « Je ne jette pas le bébé avec l'eau du bain : l'industrie a réussi à produire des vaccins à des coûts raisonnables et à en mettre à la disposition des pays moins favorisés, même si on aurait pu faire mieux. » Il assène ensuite : « Cela dit, les volontaires des essais cliniques donnent leur temps et encourent des risques vitaux pour produire de la connaissance utile à la collectivité. Il est insupportable que quiconque accapare ce savoir à son profit. Les résultats d'essais cliniques devraient relever d'un statut de patrimoine commun de l'humanité. »

Si cette situation absurde règne aujourd'hui, ce n'est pas à la suite d'une décision officielle ou d'une résolution d'un quelconque organisme de régulation de l'information médicale. Il s'agit d'un glissement, opéré à la faveur de la paupérisation croissante de la recherche publique et des universités et de la constitution, parallèlement, de multinationales pharmaceutiques richissimes. Le Dr Bruno Toussaint, alors directeur éditorial de la revue *Prescrire*, décrit ainsi le mécanisme à l'œuvre : « Depuis quelques décennies, les pouvoirs publics ont *de facto* sous-traité progressivement la recherche au secteur privé. Les laboratoires se sont donc retrouvés à financer et organiser la recherche portant sur les molécules dont ils allaient tirer des revenus. Une situation de conflit d'intérêts évidente. Les firmes ont dès lors considéré que les résultats de ces recherches, essais cliniques en tête, constituaient leur propriété commerciale, protégée par le secret des affaires. Et nous nous sommes collectivement accoutumés à cet état de fait[215]. »

Nous y sommes si accoutumés que les plus hauts responsables de la santé publique de notre pays ont complètement intégré cette anomalie. Ainsi, pendant l'été 2022, je sollicite une interview de la Pre Dominique Le Guludec, présidente de la HAS, pour un article que m'a commandé *Le Monde diplomatique* sur les effets indésirables des vaccins covid. Le service communication de la HAS me fixe un rendez-vous en visioconférence pour le 25 août 2022. On m'a demandé d'envoyer un e-mail avec les thématiques sur lesquelles porteront mes questions. Je m'exécute d'autant plus volontiers que *Le Monde diplomatique* demande que toutes les citations incluses dans les articles aient été approuvées par les personnes interviewées. Cela constitue plutôt une exception dans le secteur de la presse écrite, mais ne remet aucunement en cause l'indépendance de ce mensuel. Dans tous les cas, on ne pourra imprimer que des propos ainsi « validés » ; mes questions étant assez techniques, j'envoie des éléments précis. Voici les questions contenues dans mon e-mail du 19 août 2022 (nous abordons plus en détail certains éléments mentionnés ci-dessous dans la suite du texte) :

J'ai consulté le site de la HAS, notamment le dernier avis favorable au maintien de l'obligation vaccinale pour les soignants. Je voudrais savoir si cet avis, ainsi que les autres émis par la HAS sur les recommandations vaccinales, seront mis à jour (et le cas échéant, quand), compte tenu :

- *des données indiquant qu'il n'y a pas vraiment de protection vaccinale contre la transmission,*
- *des études sorties sur les anticorps facilitants, qui peuvent reposer la question du bénéfice-risque, notamment pour les tranches d'âge de moins de 50 ans (voire 65, si j'en crois le Pr Caumes, à qui j'ai parlé récemment),*
- *de la forte remise en question de la protection conférée par les vaccins (affirmation d'une efficacité autour de 90 %, notion que les non-vaccinés représentaient 80 % des hospitalisations, etc.)*[216],
- *sur la question de l'évaluation de la balance bénéfice-risque et des lacunes qu'elle peut comporter, une vidéo de l'ANSM*[217] *relève que, généralement, les signalements d'EI proviennent à 85 % des professionnels de santé, alors que pour les vaccins covid, c'est 60 %. Donc 40 % viennent des usagers, ce que l'agence analyse comme « les citoyens se sont bien saisis de la déclaration ». Cette affirmation me semble un peu partielle, notamment au vu des nombreux témoignages que j'ai recueillis de personnes se plaignant d'un EI post-vaccin covid auprès de leur médecin (ou d'un autre professionnel de santé) ou arrivant aux urgences avec un EI grave et à qui l'on affirme immédiatement : « Cela ne peut pas être le vaccin », et qui ont, par conséquent, été fortement découragés de signaler.*

  La HAS peut-elle commenter cette forme de « déni médical » des EI dont font état de nombreux témoignages, notamment sur les réseaux sociaux ? Et dire s'il serait possible de tenir compte de ces faits dans ses recommandations ?

- *Comment le fait que de nombreuses études indépendantes (et l'Académie de médecine) estiment à au moins 80 % le pourcentage d'EI non déclarés est-il pris en compte par la HAS ?*
- *À plusieurs reprises, dans la vidéo susnommée et au fil des auditions menées par l'OPECST, il est fait allusion au fait que les EI attendus correspondent à ceux relevés dans les essais cliniques (ECR). Ces essais étant menés par les firmes fabricantes, on sait (cf. étude 329 notamment) qu'ils sont conçus pour mettre en valeur les effets positifs et minimiser, voire dissimuler, les EI. Avant de rendre ses avis, la HAS a-t-elle eu connaissance des cas de volontaires sains victimes d'EI graves pendant les ECR et qui en ont été exclus de façon irrégulière (par ex. Brianne Dressen, AstraZeneca), et/ou dont l'EI grave n'a pas été pris en compte (par ex. Augusto Roux et Maddie de Garay, Pfizer) ? Quel commentaire la HAS peut-elle faire sur de tels cas ainsi que sur l'affaire Ventavia, qui suggère que des irrégularités graves ont été commises pendant une partie des essais Pfizer ?*
- *Les myocardites et péricardites faisaient-elles partie des EI attendus à la suite des essais ? La HAS peut-elle réagir aux propos du Pr François Alla devant l'OPECST, à savoir :*

  – que ces événements ont été systématiquement minimisés, traités de « bénins » alors qu'ils entraînaient fréquemment une hospitalisation, un arrêt du sport pendant plusieurs mois, etc. ?

  – que la communication autour de la vaccination covid n'a pas été « loyale » ?
- *Également au sujet de la communication sur les EI. Dans sa communication, la HAS a fréquemment insisté sur l'intensité légère et l'aspect transitoire des EI post-vaccinaux. Cette communication est-elle loyale, particulièrement pour des produits pour lesquels on a beaucoup moins de recul qu'avec des vaccins plus anciens ?*

- *De même, n'aurait-il pas fallu inciter spécifiquement professionnels de santé et patients à la vigilance pour ces EI ? Ainsi que sur les effets dits « inattendus », prévisibles pour des produits mis sur le marché pour la première fois ?*

Séquence hallucinante en visio

Quand je lui pose la question du quasi-monopole de fait de l'industrie sur la recherche clinique, la Pre Le Guludec me répond tranquillement : « C'est normal que la recherche soit assurée par l'industrie, puisque celle-ci tire un bénéfice de la vente de ses produits. La réglementation régissant les essais cliniques et les contrôles auxquels ils sont soumis sont draconiens. »

Je n'en crois pas mes oreilles. La présidente de la plus haute instance d'évaluation du médicament vient de m'affirmer, tranquillement, que la situation absurde dans laquelle nous vivons depuis trente ans, qui se trouve sans doute à l'origine d'un nombre incalculable de traitements inadaptés, nuisibles, voire mortels, était à la fois normale et logique. Et ce, alors qu'on sait depuis un siècle[218] que le financement de recherches par le fabricant crée des biais considérables. Une étude de 2010 a estimé que le résultat de telles recherches avait une probabilité quatre fois plus élevée d'être positif[219]. La Collaboration Cochrane a confirmé l'omniprésence de ce biais en 2017[220].

Je rebondis en évoquant, en substance, les biais démontrés par de multiples études indépendantes, qui faussent les résultats des essais financés, directement ou indirectement, par l'industrie. Cela semble relever du faux problème, pour mon interlocutrice. Enfin, je clos l'entretien, encore sous le choc. J'en parle autour de moi, aux professionnels de santé avec lesquels je suis régulièrement en contact. Tous trouvent cette affirmation hallucinante ; la plupart ajoutent une remarque désabusée sur la déshérence du système et la perte de tous les repères.

Je me dis que sans nul doute, la HAS ne me laissera pas publier une telle énormité : quand la citation leur parviendra par e-mail pour validation, la présidente et les chargés de communication s'apercevront tout de suite qu'il est politiquement, scientifiquement, éthiquement impossible pour la patronne d'une instance aussi importante de faire preuve d'un tel aveuglement. Dommage, pensé-je, la publier donnerait au lecteur une bonne idée de la situation quasi dystopique dans laquelle nous nous trouvons. Je me prépare donc à faire mon deuil de ce petit scoop.

Énormité qui « passe crème »

L'enquête se poursuit, la publication de l'article est programmée pour janvier 2023 (elle sera finalement reportée à avril). Le lundi 5 décembre 2022, j'envoie à la Pre Le Guludec l'e-mail demandant confirmation des citations suivantes :

> *La présidente de la Haute Autorité de santé (HAS), Mme Dominique Le Guludec, a souligné que son autorité publique indépendante avait régulièrement fait évoluer ses recommandations en fonction des nouvelles données. Au sujet des effets indésirables, elle en reconnaît « l'existence et la sous-déclaration en France, liée à une culture punitive et déstabilisante qui désincite les médecins ». « Tous médicaments confondus, la HAS encourage fortement les professionnels à déclarer ces événements, ajoute-t-elle. Plus largement, pendant la crise sanitaire, nous avons passé énormément de temps à communiquer sur les tests, les vaccins, les traitements, par des conférences de presse et des "réponses rapides" publiées sur notre site et sur les réseaux sociaux. »*
> *(À la question sur les difficultés éventuelles que pose le fait que les essais cliniques soient menés très majoritairement par les firmes)*
> *« Il est normal que la recherche soit assurée par l'industrie, puisque celle-ci tire un bénéfice de la vente de ses produits. La réglementation régissant les essais cliniques et les contrôles auxquels ils sont soumis sont draconiens. »*

Résignée par avance à un non catégorique pour la deuxième citation, j'attends la réponse de la HAS. Le jour même, la présidente m'envoie un e-mail, en mettant en copie un pharmacien employé de l'institution et une chargée de communication, disant que le mot « draconiens » la gêne.

Je tombe des nues, me dis qu'elle a dû relire trop vite et que, forcément, les personnes en copie interviendront. La seule réaction, toujours le 5 décembre, vient de la communication, qui propose « sont néanmoins très précis » à la place. La Pre Le Guludec approuve en précisant craindre que « draconiens » soit « mal interprété ».

J'entérine la modification et ôte « draconiens ». L'article paraîtra avec la citation.

La transparence ? En 2097

Je poursuis mon enquête et découvre dans une dépêche de l'agence Reuters de novembre 2021[221] qu'un groupe d'universitaires et chercheurs issus des plus prestigieuses universités étasuniennes (dont Yale, Harvard, UCLA et Brown), se désignant sous le nom de Public Health and Medical Professionals for Transparency (PHMPT)[222], a assigné la FDA[223] au nom de la loi sur la liberté d'information (Freedom of Information Act). Ils demandent la communication des données à partir desquelles cette dernière a autorisé le vaccin de Pfizer. L'agence a mis 108 jours pour examiner ces données – l'équivalent de 450 000 pages – et accorder la mise sur le marché. Mais pour les transmettre, elle demande un délai de… 55 ans. En effet, elle estime, comme les autres agences, qu'il lui faut préalablement supprimer l'ensemble des données commercialement sensibles.

Quelques semaines plus tard, elle porte le délai à ses yeux nécessaire à… 76 ans ! La dépêche de Reuters, l'un des seuls « grands médias » à évoquer et à suivre l'affaire, sous la plume de Jenna Greene, est titrée : « On sera tous morts avant que la FDA communique toutes les données des vaccins covid[224]. » L'un des avocats du PHMPT,

Aaron Siri, rappelle sur son blog en décembre 2021 : « Si vous avez du mal à en croire vos yeux, c'est parce que c'est dystopien : un gouvernement qui verse des milliards à Pfizer, oblige les Américains à prendre son produit, leur interdit d'assigner [Pfizer] en justice s'ils ont des effets indésirables, mais refuse que les citoyens accèdent à l'information qui a permis la mise sur le marché. Une fois de plus, la leçon à retenir est que les droits civils et individuels ne doivent jamais dépendre d'une procédure médicale. Il n'existe virtuellement aucun autre produit pour lequel le consommateur ne peut poursuivre l'entreprise qui l'a fabriqué, vendu et dont elle tire profit. [...] *Via* un accord d'achat anticipé, le pouvoir exécutif a financé à hauteur de 1,95 milliard de dollars le développement du vaccin Pfizer. Il a ensuite utilisé 15,7 milliards de l'argent des contribuables pour acheter des doses. Puis il a dépensé 18,75 milliards pour le promouvoir. »

En janvier 2022, un juge fédéral texan impose à la FDA de réduire ce délai à moins d'un an. Là encore, en dehors d'un ou deux *fact-checkings* dont le seul but semble être de nier l'existence d'effets indésirables, je trouve peu de traces de l'information, sauf chez Reuters[225], alors que la FDA en a fait état dans un communiqué de presse[226].

Soixante-deux milliards de dollars d'amendes non recouvrées

Il ne s'agit pas d'une exception liée au contexte de crise sanitaire. Les lois étasuniennes imposant la publication de résultats (même partiels) pour tous les essais cliniques sous peine d'amende ne sont pas appliquées. Depuis leur entrée en vigueur, en 2018, un site dédié propose un compteur en ligne[227] où l'on découvre que le cumul des amendes jamais collectées s'élèverait à 62 milliards de dollars.

Quant à la suppression des informations commercialement sensibles par les autorités sanitaires, « elle relève parfois du caviardage », assure Bruno Toussaint. « En 2009, quand *Prescrire* a demandé à l'AEM le rapport d'évaluation du coupe-faim rimonabant de Sanofi, commercialisé sous le nom Acomplia, nous avons reçu 68 pages presque entièrement noircies. Seul l'équivalent de deux pages restait lisible. Depuis le Mediator, quelques progrès ont été réalisés en matière de transparence, mais on partait de tellement bas… Le chemin à parcourir reste immense. » Le médecin poursuit : « En dehors des firmes et des agences, personne ne sait vraiment quelle part des données sources l'industrie transmet. Seules des actions judiciaires aux États-Unis permettent de lever un peu le voile. C'est par ce biais qu'on a découvert que la firme MSD connaissait les importants risques cardiovasculaires de son anti-inflammatoire Vioxx avant le lancement du produit. Même phénomène avec plusieurs neuroleptiques et les antidépresseurs ISRS. »

En effet, le fait que les industriels financent les essais de leurs produits et le fait que leurs données ne soient pas intégralement communiquées permettent une dissimulation aisée des effets indésirables graves. Nous avons évoqué le cas de l'avocat argentin Augusto Roux (p. 70). Comme lui, des volontaires pour les essais cliniques des vaccins covid – qu'on peut donc difficilement qualifier d'« antivax » – ont, semble-t-il, subi des dommages lourds et durables. Ainsi, les cas de Brianne Dressen (39 ans au moment de son inclusion dans l'essai de phase III d'AstraZeneca, en 2020), affectée de sévères symptômes neurologiques depuis l'injection[228], qui l'ont laissée handicapée, et de Maddie de Garay, une enfant de 13 ans entrée dans l'essai sur les ados de Pfizer en pleine santé et désormais consignée à un fauteuil roulant, avec un tube nasogastrique pour l'alimenter, n'ont, semble-t-il, pas été rapportés correctement par les fabricants.

Effets indésirables graves : exclus des essais

Brianne Dressen relate avoir été exclue d'autorité de l'essai. L'application sur laquelle elle était censée réaliser son propre suivi a été désactivée à distance, précise-t-elle. Cet outil permettait seulement de cocher des cases répertoriant des effets bénins (fièvre, douleur au point d'injection, mal de tête, etc.). Pour signaler un effet grave non spécifié, il fallait tenter de joindre le centre. L'effet indésirable grave dont Brianne Dressen a rapporté avoir souffert n'est pas répertorié dans l'article présentant les résultats de l'essai[229]. En 2021, elle a réussi à faire reconnaître par le National Institute of Health le lien entre son état et l'injection. En mai 2024, elle a assigné AstraZeneca en justice[230, 231]. Le document (*Brief of Amici Curiae*) soumis par ses conseils à la Cour suprême étasunienne[232] fait valoir que les pressions du gouvernement étasunien sur les plateformes ont concouru à transformer des décisions d'entreprises privées sur la modération du contenu en politique d'État, violant ainsi le Premier amendement de la Constitution du pays. Selon ce document, en étouffant ainsi leur liberté d'expression « juste parce que leurs blessures contredisaient le récit politique portant sur la pandémie de covid-19 », le gouvernement « a ajouté l'affront constitutionnel au dommage médical », ce qui aurait notamment « conduit à des suicides » au sein de l'organisation rassemblant plusieurs milliers de victimes, React19.

Pour Maddie de Garay, la firme a codé l'effet comme un dérangement intestinal d'intensité modérée. Emmenée à l'hôpital, l'enfant a vu un médecin qui a attribué son état… à des causes psychiatriques préexistantes. Le mot « hystérie » étant heureusement remisé aux oubliettes de la médecine pour cause de sexisme invétéré, on utilise désormais les termes de « trouble neurologique fonctionnel ». Cela a permis à l'article paru dans le *NEJM*[233] de se féliciter qu'il n'y ait « pas eu d'effets indésirables sérieux liés au vaccin ».

Le 2 novembre 2021, une enquête publiée par le *BMJ*[234] (lire p. 69) met au jour les inquiétantes irrégularités qui auraient été commises lors d'essais cliniques menés par un sous-traitant de Pfizer, Ventavia. Elle s'appuie sur le témoignage de Brook Jackson, directrice régionale de Ventavia tout juste arrivée en poste, qui supervise plusieurs centres texans. Au fil des semaines, elle alerte à plusieurs reprises sa hiérarchie des manquements graves qu'elle constate, sans résultat. Le 25 septembre 2020, elle saisit la FDA. Ventavia la licencie le jour même.

Une enquête de Mediapart montre en décembre 2020 que les laboratoires « distillent au compte-gouttes leurs données d'efficacité et de sûreté, même aux pouvoirs publics. Ils rechignent aussi à ce que des expérimentations académiques complètent leurs propres tests pour mieux éclairer le gouvernement[235] ».

Rapport de force en faveur de l'industrie

Loin de demander des comptes aux industriels, les pouvoirs publics contraignent de plus en plus fortement les Français à se faire vacciner. « On aurait dû refuser le pass vaccinal », nous déclare le Pr Éric Caumes, interrogé en avril 2023[236]. « Sur le plan individuel et dans l'état des données de la science, je dirais que l'âge auquel le rapport bénéfice-risque de ces vaccins est positif s'établit à partir de 60-65 ans, en l'absence de comorbidités. » Mais les voix discordantes, telles que la sienne, « ont vite été éliminées des instances de décision », regrette-t-il.

Un constat que partagent la philosophe Barbara Stiegler et le Pr François Alla dans un fascicule[237] dense et très argumenté, dénonçant notamment la consanguinité et la cooptation au sein d'instances qui conseillent, valident puis s'autoévaluent.

La chercheuse indépendante Claudina Michal-Teitelbaum appuie : « Soucieux d'inciter la population à se faire vacciner, les pouvoirs publics ont relayé des messages triomphalistes de l'industrie, sans les questionner. Ainsi, les essais n'étaient pas conçus pour évaluer la capacité des vaccins à prévenir les décès, la transmission, les formes sévères, ni les hospitalisations. Ils ont par la suite montré un effet protecteur sur les formes graves, mais c'était purement par chance ! » L'efficacité annoncée à 90 %, voire 95 % portait en effet sur l'objectif principal : la réduction des formes symptomatiques (état grippal). Le 10 octobre 2022, devant le Parlement européen, Janine Small, responsable des marchés internationaux de Pfizer, reconnaît que la firme ne disposait pas de données sur la transmission du virus par les vaccinés[238].

Une politique « too big to fail » (trop massive pour en envisager l'échec)

En septembre 2022, dans la revue très cotée *Vaccine*, sept chercheurs relèvent un risque nettement accru d'effets indésirables dans les groupes recevant les vaccins à ARN messager contre le covid-19 par rapport au groupe placebo[239], et notamment un effet grave pour huit cents injections. Les signataires, dont le Pr Peter Doshi, *senior editor* du *BMJ*, appellent à une réévaluation des analyses de bénéfice-risque distinguant les patients en fonction de leur risque de forme grave (« stratification »). Ce qui nécessiterait une communication des résultats complets des essais, soulignent-ils. Interrogé par nos soins, le Pr Doshi nous rappelle qu'il a demandé, dès l'annonce de l'arrivée de vaccins, une mise à disposition « avec une transparence complète sur l'état de la science. On ne disposait d'aucune garantie de sûreté ni d'efficacité, et de nombreuses incertitudes subsistaient à leur sujet. Les gouvernements [ainsi que l'Organisation mondiale de la santé (OMS)], les ont qualifiés de "sûrs et efficaces", une formule habituelle pour les médicaments mis sur le marché par la procédure usuelle. Dès lors, la vaccination de masse est devenue l'une de ces politiques dont l'ampleur même exclut qu'on en envisage l'échec. »

Le chercheur tient également à préciser que la réanalyse qu'il a cosignée dans *Vaccine* « reprend les données transmises par les fabricants aux autorités sanitaires, donc sans tenir compte des cas similaires à ceux de Brianne Dressen et de Maddie de Garay ». Combien d'effets graves ont ainsi été exclus, faussant le fameux calcul bénéfice-risque de ces produits ? Le site créé par Brianne Dressen, Realnotrare.com, rassemble des centaines de témoignages de personnes décrivant les effets parfois gravissimes dont elles sont affectées depuis leur vaccination. Beaucoup relatent le déni médical à peu près systématique auquel elles se heurtent, allant jusqu'à les psychiatriser – par exemple en leur affirmant que leurs ennuis de santé découlent d'une forme de psychose.

Des pouvoirs publics qui ajoutent de l'opacité à l'opacité

Le Pr François Alla, qui a témoigné devant l'OPECST, assène[240] : « En ne mentionnant pas les effets indésirables et leur mode de signalement dans ses campagnes de communication massives et dans les courriels dont la direction générale de la santé inonde les professionnels de santé, les pouvoirs publics n'ont pas informé loyalement. Par exemple, les myocardites furent minimisées, qualifiées systématiquement de "bénignes" alors qu'elles pouvaient nécessiter une hospitalisation et des changements de mode de vie pendant plusieurs semaines. Le slogan "Tous vaccinés, tous protégés" relève des *fake news* au sens premier du terme. Le vaccin ne protège pas contre la transmission du virus. La généralisation de la vaccination à la population adulte, puis aux adolescents, assortie de mesures liberticides, ne reposait pas sur les bases scientifiques habituelles. » Le médecin déplore une « volonté de renforcement du sentiment de vulnérabilité », un « choix construit et assumé de la peur », conjugués à une absence de débat.

Pour parachever cette gabegie, le Pr Alla estime que les politiques autoritaires ont considérablement nui à l'adhésion à la vaccination en général et à la santé mentale de la population, avec désormais un tiers de la population française anxieuse ou déprimée, selon Santé publique France, ajoutait-il en avril 2023[241]. Les prescriptions de médicaments psychotropes ont augmenté en flèche, selon le groupement d'intérêt scientifique Epi-Phare, avec notamment une hausse de 3,4 millions des délivrances d'anxiolytiques de mars 2020 à avril 2021.

« Un dévoiement complet de l'expertise »

Le 5 janvier 2022, le Pr Alla démissionne du Haut Conseil de la santé publique (HCSP), instance chargée notamment, lit-on sur son site, de « fournir aux pouvoirs publics, en lien avec les agences sanitaires, l'expertise nécessaire à la gestion des risques sanitaires ainsi qu'à la conception et à l'évaluation des politiques et stratégies de prévention et de sécurité sanitaire ». L'interview qu'il accorde le

22 janvier au *Quotidien du médecin* est cinglante[242]. S'il a démissionné, c'est notamment « parce que les experts du HCSP et les agences (HAS, Santé publique France, etc.) n'ont pas joué leur rôle durant la crise sanitaire. Celui-ci consiste à élaborer de l'aide à la décision, y compris quand elle ne va pas dans le sens du décideur ! Or [elle] s'est transformée en service après-vente de décisions déjà prises en amont. » Le médecin, qui évoque un « dévoiement complet de l'expertise », fustige un certain nombre d'experts en situation de conflit d'intérêts avec le pouvoir politique. À ses yeux, on assiste à un « processus de décrédibilisation de toute voix discordante. C'est devenu très dur pour un expert de dire : "Je ne suis pas tout à fait d'accord avec les politiques." Car on risque de nous faire entrer dans le camp des complotistes. Il est par exemple devenu difficile d'émettre le moindre doute sur la politique de vaccination. Les gens sont tétanisés, ils ont peur de passer pour des antivax ou des complotistes. » Enfin, François Alla dénonce l'absence de réelle politique de prévention dans notre pays, notamment parce que « l'expertise en prévention dérange les décideurs, car elle remet en question les politiques ».

Une industrie d'une puissance sans précédent

Autre triste legs de la crise sanitaire, l'accentuation rapide de l'influence déjà démesurée de l'industrie dans tous les domaines de la santé publique. Et notamment la passivité préoccupante des régulateurs. Ainsi, fin octobre 2022, une enquête du *BMJ*[243] révèle que la FDA a tardé plus d'un an avant de se pencher sur quatre signaux d'effets indésirables graves alors survenus chez des personnes âgées après l'injection du vaccin de Pfizer : infarctus du myocarde, coagulation intravasculaire disséminée, thrombocytopénie immunitaire et embolie pulmonaire. Pendant cette période, le régulateur étasunien n'a pas pris la peine de diffuser la moindre mise en garde auprès des médecins ou du public, accuse la revue.

Début septembre 2022, le *Wall Street Journal* dénonce[244] l'autorisation, par la même FDA, des nouveaux vaccins « bivalents » « sans essais sur leur efficacité ou analyse de leurs risques[245] ». L'AEM lui emboîte le pas quelques jours plus tard. Fin août 2022, le quotidien économique avait déjà dévoilé[246] que le gendarme étasunien se contenterait d'études sur des souris pour autoriser des versions « actualisées » des rappels de vaccin à ARN messager[247]. Même les données des tests réalisés sur ces animaux n'ont pas été rendues publiques, assurait alors la revue *Science*[248], regrettant que la firme Pfizer n'ait présenté aux autorités sanitaires, en juin précédent, que « des résultats préliminaires » portant sur… huit souris triplement vaccinées.

Enfin, ce n'est pas l'OMS qui choisit les souches intégrées à ces nouvelles générations de vaccins contre le covid, mais les fabricants.

La HAS « en mode dégradé »

D'autres barrières tombent régulièrement, souvent dans un relatif silence. *Prescrire* reproche fréquemment à la HAS ses lacunes. En août 2023, la revue s'inquiète d'une modification des règles de la Commission de la transparence. Au sein de la HAS, cette instance est chargée d'évaluer le « service médical rendu » et l'« amélioration du service médical rendu », notions déterminantes pour la mise sur le marché et le remboursement d'un médicament. *Prescrire* déplore ce qu'elle considère être un abaissement des critères d'exigences de cette commission stratégique dans la politique de santé, craignant qu'elle mène à un « accès facilité à des médicaments peu évalués » et favorisant « l'accès au remboursement à des médicaments en ville et à leur utilisation à l'hôpital, malgré les fragilités de l'évaluation ».

Couplée au nouveau dispositif d'accès précoce aux médicaments, cette évolution risque de laisser passer des médicaments insuffisamment évalués, poursuit *Prescrire*. « La nouvelle doctrine répond sans doute aussi aux pressions exercées par des firmes, des associations de patients et des médecins spécialisés », concluent les rédacteurs, réaffirmant que SMR et ASMR constituent des repères utiles pour cerner l'intérêt des médicaments, « ce qui rend service à de très nombreux patients, actuels et futurs. Et à l'ensemble de la société, quand il s'agit d'allouer les ressources ». Nous verrons un peu plus loin que *Prescrire* et le Formindep, autre pilier de l'indépendance et de la transparence, épinglent aussi régulièrement l'ANSM et l'AEM.

Lobbying autour du « Viagra féminin »

Parfois, les régulateurs sont empêchés de remplir leurs tâches par des pressions extérieures. Ainsi, le Formindep dénonce le rôle délétère de certaines associations de patients qui ne sont que des faux-nez de l'industrie – par exemple, en 2015, l'offensive pour obtenir l'autorisation de la flibansérine, un antidépresseur médiocre et peu sûr relooké en « Viagra féminin[249] ». Déjà retoquée une fois par la FDA, la firme est revenue à la charge. « Quand on n'a pas de nouvelle donnée d'efficacité, il faut bien trouver un autre argument », raille le Formindep. L'argument féministe a donc été instrumentalisé à des fins commerciales ; si la FDA a approuvé 26 traitements contre l'impuissance masculine et aucun contre la baisse de libido féminine, c'est forcément qu'elle est sexiste ! « Derrière la coalition féministe, la pétition à la FDA, les communiqués de presse enflammés... on retrouve le laboratoire [fabricant]. » Les auteurs décrivent ce qu'ils désignent sous le terme d'« astroturfing féministe ». Ils précisent : « En anglais américain, un mouvement citoyen, venu de la base, est un "grassroot movement" (littéralement un mouvement enraciné dans l'herbe). Une bonne campagne de lobbying se doit de donner l'apparence de provenir d'une multitude d'acteurs qui ne seraient pas menés par un intérêt financier trop voyant, d'être "grassroot". L'astuce consiste donc à monter de toutes pièces des associations ou des coalitions d'associations bien réelles, instrumentalisées, parfois moyennant paiement. Une pratique baptisée avec humour astroturfing, du nom d'une marque de gazon... synthétique. »

La FDA a reçu plus de 60 000 pétitions et des dizaines de lettres de membres du Congrès lui demandant d'autoriser le produit, révèle ensuite l'article, déplorant que les arguments de la FDA, « qui reposent sur le manque d'efficacité, la faible valeur des études et la tolérance du produit, deviennent inaudibles dès lors que toutes les décisions de l'agence sont interprétées au prisme d'un sexisme primaire ».

L'industrie et ses communicants n'hésitent pas à jouer sur tous les tableaux. Ainsi, « les arguments déployés dans les courriers proposés clé en main aux députés [étasuniens] sont clairement conservateurs : il s'agit d'aider des *desperate housewives* à surmonter leur manque d'entrain pour faire "grandir leurs familles" et "maintenir la stabilité de relations à long terme". On est à mille lieues de la revendication égalitaire vendue à la presse et aux féministes. » La flibansérine, présentée bien entendu sous forme d'une gélule rose (le Viagra est bleu) et agrémentée d'un nom commercial attrayant, a été, comme on pouvait s'y attendre, autorisée en août 2015 par la FDA.

Traiter les gens en adultes

« Nous manquons collectivement d'éducation scientifique et d'esprit critique ; on peut finalement dire que, citoyens comme politiques, nous avons les agences que nous méritons », constate le Pr Hervé Maisonneuve dans L'Arrière-Cour. Pour autant, « une transparence pleine et entière est nécessaire, effets indésirables compris, sous peine d'alimenter la défiance », plaide le Pr François Gueyffier dans le même article. « Il faut traiter les gens en adultes. »

D'autres médecins, en revanche, « estiment que les gens ne vont pas pouvoir comprendre une réalité compliquée », prévient le Pr Bruno Falissard dans l'infolettre Raison sensible, le 19 juin 2024, ce qui conduit à ses yeux à laisser proférer des informations « caricaturales et inexactes ». On peut penser que cela s'apparente à du paternalisme. Le chercheur reprend : « Je ne suis pas partisan de cette approche, car si l'on dit des choses caricaturales, on dira des choses fausses. Ceux qui critiquaient les mesures sanitaires ont aussi raconté des choses fausses, mais quand tout le monde dit du faux, on peut finalement choisir ce qu'on veut. C'est une catastrophe pour l'information comme pour la médecine. Je pense que l'on a fait un calcul de court terme, mais, en tant que psychiatre, j'ai appris qu'aborder la complexité est ce qui permet toujours de gagner sur le long terme.

Donc j'aurais préféré rentrer dans le vif du sujet en disant que gérer une épidémie, c'est compliqué, mais que l'on s'entoure du maximum d'informations, avec des données expérimentales qui viennent en partie de firmes pharmaceutiques recherchant évidemment le profit[250]. »

FRILOSITÉ ET AUTOCENSURE DANS LES MÉDIAS

Tous les ans, à l'approche d'octobre, et tout au long de ce mois, j'espère que d'autres médias vont suivre le courageux exemple de *Que Choisir* en 2022. Le mensuel a écrit noir sur blanc que « les études les plus solides ne trouvent aucun bénéfice du dépistage sur la mortalité du cancer du sein » (lire p. 41). Tous les ans, je vois au contraire la « vague rose » submerger encore plus l'espace médiatique, noyant au passage la science et les données. Admettre que les autorités sanitaires se sont probablement fourvoyées depuis des décennies en affirmant que le dépistage massif sauvait des vies et des seins semble devenir de plus en plus difficile, au fil des années. Tout comme, pour les médias, reconnaître qu'ils ont soutenu – même si c'était en toute bonne foi – une mesure à l'efficacité contestée mais dans tous les cas fort coûteuse. En effet, en l'absence de chiffres plus récents, signalons que la HAS a estimé[251], pour 2012, le coût total du dépistage organisé à 216,3 millions d'euros, dont 211 pour la seule Assurance maladie. Elle le rapporte à un coût total du cancer du sein évalué à 3,2 milliards d'euros (chiffre qui date, précise-t-elle, de… 2004 !). Arrêter le dépistage systématique, selon toute probabilité, pourrait faire baisser ce coût total du cancer…

Mais quel média oserait aujourd'hui diffuser cette phrase du Pr Peter Gøtzsche, qui ne craint pas d'utiliser des formules provocatrices : « Il y a tant de surdiagnostics que la meilleure mesure qu'une femme puisse prendre pour ne pas devenir une patiente atteinte de cancer du sein est de ne pas se rendre au dépistage, ce qui réduit son risque [de souffrir d'un cancer du sein] d'un tiers[252]. »

Pour reprendre des métaphores enfantines, tout le monde se tient par la barbichette et personne n'ose clamer que le roi est nu. Il se peut, cela dit, qu'en vie réelle, un peu de bon sens parvienne à contrebalancer la pression au dépistage, puisque, de l'aveu même de Santé publique France, moins de la moitié des femmes « invitées » à se rendre au dépistage y vont[253] : « Environ 2 620 500 femmes ont réalisé une mammographie de dépistage organisée en 2023, soit un taux national de participation de 48,2 % (*versus* 44,8 % en 2022). »

Pourtant, il faudrait, à tout le moins, donner aux femmes les informations leur permettant d'opérer un choix éclairé, avec le soutien de leur médecin. Mais les pouvoirs publics ont tendance à adopter une attitude très paternaliste vis-à-vis de la population.

Prescrire : une boussole pour les médias... mais à temps partiel

Dès 2006, *Prescrire* évoque la « balance bénéfice-risque peu favorable du dépistage [par] mammographie[254] » et est régulièrement revenue, depuis, sur ses bienfaits « au mieux modestes ». Pourquoi les doutes de la revue indépendante ne font-ils pas l'objet d'une couverture médiatique au moment d'Octobre rose ?

Pourtant, la quasi-totalité des journalistes français (et une partie non négligeable des journalistes santé d'autres pays) s'accordent à considérer *Prescrire* comme l'une des meilleures sources d'information en français[255] sur la santé et sur le médicament. On ne peut que s'en féliciter, mais l'on serait en droit de regretter la « géométrie variable » de cet enthousiasme. Autre illustration, depuis une douzaine d'années, *Prescrire* publie une liste « des médicaments à écarter des soins ». Des produits « plus dangereux qu'utiles », dont tout justifierait un retrait du marché. Fin octobre 2023, l'ANSM s'est décidée à explicitement déconseiller le recours aux produits vendus comme « anti-rhume » contenant de la pseudoéphédrine, qui peut contribuer à la survenue d'AVC et de crises cardiaques. L'Agence a mis le temps… mais quid des autres ?

Tous les ans, *Prescrire* propose une « liste noire » de médicaments, que le site Medcritic a compilés en septembre 2022 dans un intéressant tableau :

Cotations des nouvelles spécialités et des nouvelles indications dans *Prescrire* depuis 10 ans

	2008	2009	2010	2011	2012	2013	2014	2015	2016	2017
Bravo	0	0	0	0	0	0	1	1	0	0
Intéressant	0	0	1	0	1	0	2	3	1	1
Apporte quelque chose	6	3	3	3	3	6	5	5	5	9
Éventuellement utile	25	14	22	13	14	12	15	15	9	18
N'apporte rien de nouveau	87	62	49	53	42	48	35	43	56	45
Pas d'accord	23	19	19	16	15	15	19	16	15	15
La rédaction ne peut se prononcer	9	6	3	7	7	9	10	6	5	4
TOTAL	120	104	97	92	82	90	87	87	92	92

© *Prescrire* – Compilation : Medcritic[256]

Les rédacteurs du site commentaient : « Entre 2008 et 2017, on compte sur les doigts des deux mains les appréciations "Bravo" et "Intéressant" réunies, alors que 943 traitements et nouvelles indications ont été révisées. Cela représente 1 % de l'ensemble. » On retrouve l'absence d'innovation… Dans le bas du tableau, les appréciations « N'apporte rien de nouveau » et « Pas d'accord » représentent 70 %. Et si on ajoute à ces dernières les « Éventuellement utile » et « La rédaction ne peut se prononcer », on atteint 94 %.

Les médias donnent, chaque hiver, un assez large écho au classement de *Prescrire*, et tant mieux, mais pourquoi ne poursuivent-ils pas le raisonnement jusqu'au bout ?

« De deux choses, l'une », résume l'un des médecins-rédacteurs du site Medcritic[257]. « Soit *Prescrire* raconte des bobards, soit le système en place (l'ANSM, la HAS, l'Agence européenne du médicament et le ministère de la Santé) qui autorise et maintient ces traitements est défaillant. » Grossissant le trait, il détaille : « Soit les autorités sanitaires font correctement leur job, et la revue *Prescrire*, par une argumentation fallacieuse, limite complotiste, influence négativement une partie des médecins et des étudiants, privant les patients de solutions thérapeutiques de pointe et bénéfiques. Soit une centaine de médicaments sont à retirer du marché et d'autres centaines de traitements ne devraient pas être validés parce qu'ils n'apportent aucun ou pas assez de bénéfices pour le patient. Ce qui signifierait que des industriels se permettraient de faire passer des vessies pour des lanternes. Il me semble que ne pas statuer est profondément malsain. »

Si des médicaments potentiellement dangereux et médiocres, voire inutiles, arrivent puis restent sur le marché, c'est parce que les obligations et engagements de transparence ne sont respectés à aucun niveau, que l'opacité règne en matière de résultats des essais cliniques des firmes et que les autorités sanitaires se montrent, à tout le moins, laxistes. Ce que *Prescrire* dénonce régulièrement, depuis des décennies, sans beaucoup de « reprises média » à la hauteur de l'enjeu.

Bref, nous, médias, nous comportons souvent comme le proverbial fou du dicton qui, quand le sage désigne la lune, regarde le doigt.

L'infantilisation pendant la crise sanitaire

Pour reprendre la formule du Pr François Gueyffier, les médias ont-ils « traité les gens en adultes » pendant la crise sanitaire ?

« La controverse scientifique en matière de covid se retrouve trop souvent assignée au statut de *fake news* », constate le journaliste scientifique Brice Perrier dans Blast ! en mai 2022[258]. Tout au long de la crise sanitaire, il signe une remarquable série d'articles sur le site de ce média Internet indépendant fondé par le lanceur d'alerte Denis Robert, dont quatre consacrés aux effets indésirables des vaccins covid-19[259].

Il est également auteur d'un livre-enquête sur les origines du virus, où il décortique notamment l'hypothèse d'une création en laboratoire du virus, et le rôle de bouc émissaire du pangolin, « fausse piste qui a calmé la curiosité pendant des mois », selon la recension publiée par la *Revue de biologie médicale*[260].

En juin 2024, une interview du Pr Étienne Decroly[261], virologue, directeur de recherches au CNRS à Marseille, paraît dans l'infolettre Raison sensible du même Brice Perrier. Questionné sur l'absence de réponse claire, quatre ans après le début de la crise sanitaire, sur l'origine du virus SARS-CoV-2, le chercheur déplore « une obstruction politique, car l'OMS ne peut pas remplir sa mission de recherche des origines pourtant nécessaire à la prévention des futures pandémies ». Étienne Decroly poursuit : « Tout porte à croire [que la Chine] ne désire pas que sa responsabilité soit engagée dans l'origine de la pandémie. Il est moins compréhensible que l'Europe et les États-Unis, comme les autres pays, ne poussent pas à la résolution de cette question majeure. Mais la situation pourrait évoluer avec l'enquête bipartisane du Congrès américain qui examine actuellement le problème de l'origine du SARS-CoV-2 et le possible financement américain d'expériences de "gain de fonction" menées à l'Institut de virologie de Wuhan. » Enquête qui n'a trouvé aucun écho, ni politique ni médiatique, en France.

À quelques exceptions près, le traitement médiatique global du covid-19 s'est avéré profondément orienté. La Dre Claudina Michal-Teitelbaum résume la situation en ces termes : « Les médias se sont montrés alarmistes durant la pandémie tout en manifestant une volonté de rassurer la population à tout prix au sujet des vaccins. Dans la sidération générale, les bases scientifiques des décisions des autorités sanitaires ont peu été remises en question et les journalistes se sont beaucoup autocensurés, accordant aux vaccins un statut sacré, intouchable. Il faut reconnaître que les critiques les plus virulentes et pas toujours fondées venaient souvent de l'extrême droite, ce qui a eu un effet paralysant ; toute critique a ainsi été considérée comme non crédible. »

Aux États-Unis, une interview de la mère de Maddie de Garay a ainsi été diffusée… par la chaîne ultra-conservatrice Fox News[262]. Cela a-t-il suffi à discréditer l'histoire de la jeune fille ? De même, les entretiens accordés à des médias étiquetés complotistes par l'ancien pharmacien du centre de pharmacovigilance de Cholet, Amine Umlil, révoqué à la suite de ses critiques, pourtant toujours parfaitement étayées, des vaccins covid, l'ont-ils définitivement disqualifié médiatiquement ?

Censure des réseaux sociaux

Bien que l'affaire Ventavia ait été révélée par le vénérable *British Medical Journal*, les rares fois où elle a été couverte en France, elle a été minimisée. Facebook a classé l'article comme une « désinformation » ; la rédaction en chef de la revue médicale a donc diffusé une lettre ouverte adressée au fondateur de la plateforme, Mark Zuckerberg, dénonçant un *fact-checking* « inexact, incompétent et irresponsable[263] ».

La politique que l'on pourrait qualifier de censure, par les plateformes, de tout ce qui ne relevait pas de la « vérité officielle » émise par les autorités sanitaires (et *de facto* par l'industrie) n'a quasiment pas été remise en question dans les « grands médias ». Brianne Dressen a ainsi témoigné[264] du fait que ses contenus relatifs aux effets indésirables des vaccins covid ont été libellés « fausse information » ou « mésinformation » ou « contenu dangereux », voire directement supprimés, par Facebook, YouTube, TikTok, GoFundMe, Reddit et Instagram. Plusieurs groupes ont été recréés à de multiples reprises pour contourner ces « déplateformisations ».

Un autre exemple de censure concerne le professeur danois Peter Aaby. Son compatriote, le Pr Peter Gøtzsche, a tempêté[265] contre le retrait en juillet 2022, par la plateforme YouTube, d'une vidéo dans laquelle l'universitaire présentait les résultats de 40 années de recherches, principalement menées en Guinée-Bissau.

La vidéo s'étendait sur la découverte des bénéfices dits « non spécifiques » du vaccin à virus vivant contre la rougeole. Cela signifie que ce produit, en plus d'immuniser contre le virus qu'il cible, confère une protection contre d'autres infections.

Nature a classé cette découverte parmi les plus importantes étapes de l'histoire de la vaccination[266], et a relaté qu'elle s'appliquait à d'autres vaccins à virus vivant[267]. Mais Aaby mentionnait également dans la vidéo ses échanges avec l'OMS au sujet d'un vaccin plus fortement dosé contre la rougeole, qui s'est avéré augmenter la mortalité chez les petites filles[268].

L'OMS l'a retiré quand le phénomène a également été mis en évidence en Haïti, par des chercheurs étasuniens. Le nouveau vaccin était nettement moins bon que l'ancien, il aurait coûté au moins 500 000 vies chaque année, rien qu'en Afrique, relate le Pr Gøtzsche. YouTube a jugé ce contenu « inapproprié ». Pourtant, mieux comprendre ces phénomènes pourrait contribuer à l'élaboration de meilleurs vaccins. Mais dès lors que cela impliquerait de reconnaître qu'ils peuvent aussi entraîner des effets indésirables mortels, ce n'est même pas entendable. On pense au mot de Francis Scott Fitzgerald : « La marque d'une intelligence de premier ordre, c'est la capacité d'avoir deux idées opposées présentes à l'esprit, en même temps, et de ne pas cesser de fonctionner pour autant[269]. » Et on se dit qu'il est grand temps que la transparence complète sur les données puisse éclairer les politiques de santé publique ; par exemple, le calendrier vaccinal danois pour les enfants comprend 18 doses, celui des États-Unis 50 doses[270]. Qui a raison, qui a tort ? Sans études indépendantes, de long terme, on ne peut pas le savoir.

« Passion d'interdire » au nom des Lumières

Dans un éditorial condamnant les mesures de réduction du droit d'expression des partisans de la cause palestinienne, paru dans *Le Monde diplomatique* de juin 2024[271], Serge Halimi et Pierre Rimbert fustigeaient « des pays occidentaux volontiers disposés à claironner leur attachement à la démocratie et au débat » où « parce qu'ils ont accepté la censure des opinions qu'ils réprouvaient, certains des défenseurs des libertés publiques sont silencieux ». « Pourquoi les élites cultivées, libérales et ouvertes qui dirigent les démocraties empruntent-elles à ce point aux méthodes des potentats qu'elles exècrent ? », se demandent les auteurs, qui l'attribuent en premier lieu au discrédit des gouvernants, citant l'avocat et journaliste Glenn Greenwald : « Des institutions confiantes et sûres d'elles-mêmes consentent davantage de libertés à la population quand elles savent qu'on leur fait confiance et qu'elles n'ont rien à redouter. » En revanche, quand ces mêmes institutions perdent leur crédit, elles deviennent plus autoritaires et plus répressives parce qu'elles ont peur[272]. Elles disqualifient ou censurent les informations et opinions dissonantes « en leur apposant un label infamant – *fake news*, extrémisme, discours de haine, incitation à la violence, apologie du terrorisme. Le gouvernement américain a ainsi contraint Facebook et Twitter à suspendre des comptes d'utilisateurs perçus comme hostiles aux politiques gouvernementales, y compris lorsque le contenu des messages était exact ou relevait d'un débat légitime. Cette sous-traitance de la censure à des oligopoles privés a prospéré lors de la pandémie de covid-19. Discuter en ligne l'origine du virus était *de facto* interdit sur les plateformes. »

« Mieux vaut être choqué que vivre sous tutelle »

Les éditorialistes reprochent à cette censure progressiste de se croire vertueuse : « Appuyée sur une base sociale bourgeoise et cultivée, elle entend préserver le pays des secousses populistes qu'un électorat populaire moins instruit qu'elle pourrait favoriser. Elle associe volontiers les opinions qu'elle réprouve à un manque d'information, d'intelligence, de mesure, de nuance. Et place sa pédagogie, souvent directive, sous le signe des Lumières. […] Mais la passion d'interdire profite également de l'absence de résistance qu'elle rencontre. Confinement, couvre-feu, auto-attestation de sortie de chez soi, obligation de porter un masque, y compris seul face à la mer, passe sanitaire : nul contre-pouvoir politique, judiciaire, médiatique ne s'est dressé contre l'avalanche de mesures d'exception prises lors de la pandémie. […] Mais mieux vaut parfois être choqué que vivre sous tutelle. »

Médias auto-investis d'une mission

Comme auto-investis d'une mission de soutenir aveuglément les mesures prises par le gouvernement, les « grands médias » ont rarement assumé d'entrer dans la controverse, à quelques exceptions près[273]. Le fait qu'un groupe de scientifiques et chercheurs, issus pour certains des plus grandes universités du monde, ait dû assigner en justice la FDA pour obtenir la communication des résultats d'essais cliniques de Pfizer à partir desquels l'agence avait autorisé le vaccin de la firme (lire plus haut l'affaire PHMPT) aurait dû faire l'objet d'une couverture médiatique plus vaste.

Dans la foulée des remarques prudentes du Pr Caumes (lire plus haut), les médias auraient pourtant pu rappeler les limites des essais cliniques à partir desquels la campagne de vaccination avait été décidée. Ainsi, la non-prise en compte des cas de Brianne Dressen, de Maddie de Garay, d'Augusto Roux, etc., n'a quasiment été commentée nulle part.

Une description du déroulement des essais, par exemple les applications de suivi apparemment prévues pour ne tenir compte que des effets indésirables bénins, aurait sans doute intéressé nombre de lecteurs, auditeurs ou téléspectateurs. Idem pour le cas du vaccin AstraZeneca et la potentielle non-prise en compte de tous les décès survenus dans les cinq semaines après l'administration de la première injection, au prétexte que les participants n'étaient alors pas encore immunisés, tandis que les remontées de pharmacovigilance étasuniennes ont rapidement montré que les décès consécutifs à une vaccination (avant établissement d'un possible lien de causalité) arrivaient très majoritairement dans les 30 jours suivant l'injection[274].

Les médias auraient pu souligner que dans un essai clinique, tous les décès devraient être rigoureusement rapportés, ne serait-ce que pour pouvoir être réanalysés de façon indépendante.

Au fil de l'avancée de l'épidémie, il aurait sûrement été utile de rapprocher ces informations des études solides montrant qu'une partie significative des effets indésirables reste non publiée[275]. Ou de cette enquête publiée en novembre 2022 par le *BMJ*, dénonçant un contrôle très insuffisant des essais cliniques par la FDA, assorti d'un chronique manque de transparence[276]. Autre information intéressante publiée dans la même revue en juin 2022 : la part considérable des paiements de l'industrie dans les budgets des agences sanitaires (89 % pour l'AEM, 65 % pour la FDA)[277] et les risques que cela peut entraîner pour leur indépendance.

Paralysie des journalistes

J'ai entendu fin 2021 une consœur, journaliste d'un média important et victime d'un sévère zona après sa vaccination covid, dire qu'elle n'allait pas couvrir la question des effets indésirables de peur de « dissuader les gens de se faire vacciner » et d'avoir en conséquence « des morts sur la conscience ». Il semble que, malheureusement, en dehors de certains médias étiquetés comme extrémistes ou complotistes, la plupart des journalistes ont suivi ce raisonnement caricatural et manichéen.

Outre que cela semble occulter le fait que la science ne progresse que dans la confrontation des idées, voire dans la controverse, je ne doute pas que cette attitude ait fortement nui à la crédibilité de l'ensemble de la profession. Lors de mon enquête sur les vaccins covid, j'ai pu constater que la majorité des personnes interrogées connaissait quelqu'un qui avait souffert d'un effet grave. Le décalage entre un tel vécu, souvent douloureux, voire dramatique, et ce qu'ils voyaient, lisaient, entendaient claironner dans les médias les a profondément heurtés ; plusieurs d'entre eux ont qualifié cette expérience de « dissonance cognitive ». Qui peut dire quelles seront les conséquences à long terme d'une telle perte de confiance « en cascade » vis-à-vis des autorités sanitaires, des gouvernements et des médias ?

Sans entrer dans la controverse au sujet des vies sauvées ou non par les vaccins covid, refuser l'idée même d'effets indésirables a aussi accentué la détresse des victimes d'effets graves, déjà confrontées à un « mur de déni » médical. Sous-entendre que les problèmes de ces personnes sont « dans leur tête », qu'elles sont de dangereuses représentantes de l'anti-science, c'est leur infliger une violence supplémentaire. Et vu la puissance et l'omniprésence d'un narratif du « sûr et efficace », risquer d'encourager leur psychiatrisation.

Mantras médiatiques

Plus largement, les médias ont ainsi continué à accréditer l'idée qu'un médicament actif pouvait ne pas comporter d'effets indésirables. Nous verrons que cette idée relève de la propagande de l'industrie, appuyée sur un détournement, à son profit, d'un outil : les essais cliniques randomisés.

Comme l'a souligné devant l'OPECST, au sujet des myopéricardites, le Pr François Alla, les rares mentions des effets indésirables ont été systématiquement suivies d'une ou de plusieurs des affirmations suivantes, assénées sans nuance : ils sont presque toujours bénins, de courte durée, se résolvent seuls et, bien sûr, ils ne modifient en rien la balance bénéfice-risque très favorable du vaccin[278]. L'absence d'analyses indépendantes stratifiées (c'est-à-dire regroupées) par âge rendait pourtant cette dernière affirmation hasardeuse.

La rareté extrême des formes graves de covid-19 chez les enfants, adolescents et jeunes adultes en bonne santé, la survenue d'effets indésirables parfois graves des vaccins et l'effet à peu près nul de la vaccination sur la transmission du virus auraient dû conduire à ne pas recommander la vaccination chez ces publics. Mais la moindre remise en question de l'ampleur de la campagne semblait relever de la haute trahison et condamnait quiconque s'en faisait l'écho à une mise au pilori médiatique et souvent professionnelle.

Dans la roue des revues scientifiques

À leur décharge, les journalistes santé des médias généralistes, qui se reposent souvent sur les revues scientifiques, n'y ont pas toujours trouvé de quoi alimenter une réflexion critique. On peut signaler une relative exception, celle du *BMJ*, plusieurs fois cité en exemple dans les paragraphes ci-dessus.

En revanche, une revue s'est distinguée par sa mauvaise volonté, celle qui a publié les résultats « officiels » des essais des vaccins covid : le *New England Journal of Medicine*. Lorsqu'en novembre 2021, Brianne Dressen a demandé à la revue de publier un correctif afin de signaler les effets délétères qu'elle avait subis après avoir reçu le vaccin AstraZeneca, évacués de la « version officielle », elle s'est heurtée à un mur. Loin d'envisager de publier un correctif, le *NEJM* lui a écrit qu'il avait transmis son message au fabricant, « seul à pouvoir voir les données brutes » (on mesure, dans cette tranquille affirmation, à quel point la rétention de données constitue désormais la norme). Trois semaines auparavant, comme le relate le Pr Healy sur son blog[279], le Dr Rubin avait voté favorablement, au sein du comité *ad hoc* de la FDA, à l'extension de l'approbation des vaccins covid aux 5-12 ans, arguant que « l'on ne saura jamais à quel degré ce vaccin est sûr tant qu'on ne l'administrera pas » (*sic*)[280,281].

Évoquer systématiquement l'opacité des données

La rétention de données, dont le *NEJM* se fait l'écho, ne devrait-elle pas faire l'objet d'un signalement systématique par les médias, pour tous les produits de santé ? Quel impact auraient des reportages, sujets, articles présentant un nouveau médicament en précisant, par exemple : « Ces informations sont fournies sous toutes réserves, et ne devraient en aucun cas servir à prendre des décisions sur des traitements, car, comme à l'accoutumée, le fabricant a transmis moins de la moitié des données de ses essais cliniques. Or les effets indésirables se trouvent généralement dans les parties non communiquées. Et comme de coutume, les autorités sanitaires ont pris la décision d'autoriser la mise sur le marché de ce produit sans avoir eu l'accès à l'ensemble des données. » Ou alors : « Les seules données disponibles sur ce traitement proviennent d'essais cliniques réalisés par le fabricant. Or ce facteur crée une distorsion bien identifiée et reconnue depuis plus d'un siècle[282]. Elle a même été chiffrée : une recherche menée par l'industriel sur son produit aurait quatre fois plus de probabilités d'arriver à un résultat positif qu'une recherche indépendante[283]. »

Que se passerait-il si les médias prenaient l'habitude de faire décortiquer les essais cliniques et les AMM délivrées par les autorités sanitaires par des scientifiques complètement indépendants, qui en souligneraient les zones d'ombre et, le cas échéant, les fraudes ? Ne serait-il pas important que la collectivité réalise la faiblesse des informations à partir desquelles les décisions qui concernent sa santé sont prises, l'inanité des procédures et mécanismes censés en garantir la qualité et l'impartialité ? Et, grâce à des débats ouverts, équilibrés, approfondis, impliquant des experts réellement critiques, puisse se rendre compte par elle-même à quel point une forme de scientisme obscurcit la pratique désormais majoritaire de la médecine ?

« Débunker » le *debunking*

Le public ne bénéficierait-il pas d'un changement de focale des médias, si ces derniers soumettaient systématiquement au crible d'une rigoureuse vérification des liens et conflits d'intérêts tous les appels et lettres ouvertes réclamant l'approbation ou l'extension d'un traitement, à l'instar du méticuleux travail réalisé par Medcritic sur le Gardasil et le Cervarix[284] ? Si, au lieu de considérer *a priori* qu'une information négative sur un médicament doit faire l'objet d'un *debunking*, ils adoptaient une attitude critique, justifiée par une connaissance solide de l'opacité du secteur, instruite par les nombreux scandales sanitaires de la passivité potentiellement dangereuse des régulateurs ? Pour rappel, dans l'affaire du Mediator, l'ANSM a été condamnée à verser 303 000 euros d'amende pour homicides et blessures involontaires et n'a pas fait appel de cette condamnation[285].

Est-il naïf d'imaginer que cela créerait une pression incitant les firmes à moins d'opacité, les autorités sanitaires à plus d'exigence, les pouvoirs publics à une plus grande implication pour la transparence ?

Mais au contraire, nous nous sommes enferrés collectivement dans un dogmatisme qui nous nuit et nous appauvrit collectivement. Nous avons évoqué la newsletter Raison sensible[286] du journaliste scientifique Brice Perrier du 19 juin 2024, dans laquelle le Pr Bruno Falissard, pédopsychiatre, biostatisticien, polytechnicien, plaide pour une alliance thérapeutique non dogmatique, une médecine fondée sur la science *et* sur le bon sens, évitant ce qu'il nomme les « abus scientistes ».

« Il faut saluer les collègues qui alimentent notre réflexion sur la rationalité dans le soin à partir de données scientifiques », déclare le chercheur. « Mais attention, il y a parfois la tentation d'un scientisme qui peut faire le lit du complotisme. Le scientisme, c'est prendre une position utilisant le savoir scientifique au-delà de ce qu'il peut dire avec toute l'humilité nécessaire. On confine alors à un dogmatisme scientifique qui permet à des complotistes de répliquer : ce qu'ils disent est excessif, donc faux, donc écoutez-nous, qui disons des choses justes. Les gens s'en rendent d'ailleurs compte, et parfois un discours scientifique simpliste est vu comme suspect, le bébé de la science pouvant alors se retrouver jeté avec l'eau du bain. »

Comme dans à peu près tous les autres domaines de nos existences, la transparence complète constitue la seule option possible pour faire primer l'intérêt général. Quand on y réfléchit, aucun motif valable ne peut s'y opposer. Des considérations commerciales, marketing, financières ou d'image ne sauraient l'emporter sur l'impératif de défense de la santé publique. Pouvoirs publics, autorités sanitaires et médias ont perdu de vue cette boussole essentielle et je crains que nous n'ayons pas fini d'en payer le prix.

UN DÉVOIEMENT SYSTÉMIQUE OU POURQUOI LA POPULATION A PERDU CONFIANCE EN LA SCIENCE

« Il semble qu'aucune étude ne soit trop fragmentée, aucune hypothèse trop insignifiante, aucune citation tirée de la documentation trop subjective ou trop égoïste, aucune conception trop tordue, aucune méthodologie trop bâclée, aucune présentation des résultats trop inexacte, trop obscure et trop contradictoire, aucune analyse trop intéressée, aucun argument trop partial, aucune conclusion trop vaseuse ou injustifiée et aucune syntaxe ni grammaire trop insultante pour empêcher qu'un article finisse par être publié. »

Pr Drummond Rennie, rédacteur en chef adjoint du *Journal of the American Medical Association*, « Guarding the guardians : a conference on editorial peer review », *JAMA,* 1986

Le 4 juin 2020, *The Lancet* retire[287] une étude publiée dans ses colonnes treize jours auparavant. Ladite étude affirmait que l'hydroxychloroquine (HCQ), administrée seule ou conjointement à l'antibiotique azithromycine, augmentait la mortalité et les arythmies cardiaques chez les patients atteints de covid-19. Motif du retrait ? De sérieux doutes sont apparus au sujet de la fiabilité des données analysées, fournies par une société étasunienne, Surgisphere. Cette dernière avait assuré avoir rassemblé les informations médicales de 96 000 patients, hospitalisés dans 671 hôpitaux de six continents. Quelques jours plus tard, une autre revue étasunienne considérée, parfois de façon exagérée, comme très sérieuse, le *NEJM*, retire une autre étude, réalisée avec le même jeu de données.

À la suite de ce qu'on baptise vite le Lancetgate, de nombreux articles et reportages indignés fleurissent dans les médias. L'affaire est grave, assurent-ils en substance ; il existe un risque de perte de confiance du public en la science. La presse souligne cependant que près de 50 000 articles sur le covid-19 ont été publiés depuis le début de l'épidémie et que dans l'urgence de trouver des traitements, les exigences de vérification et de contrôle au sein des « prestigieuses revues scientifiques », comme on les désigne presque systématiquement, ont pu être abaissées. Une enquête de France Info TV[288] publiée en juin 2020 se conclut par ces mots : « Chaque année, 1 500 études scientifiques sont rétractées après publication. Mais cette affaire aura eu un tort majeur en pleine crise sanitaire : écorner l'image de la science auprès d'une partie du public. » On revient à la hantise d'« alimenter le complotisme » (lire p. 122).

L'affaire est donc traitée comme un faux pas préoccupant, mais ponctuel. La réalité est tout autre : le manque d'exigence et d'intégrité au sein d'une grande partie des revues semble endémique et paraît s'étendre bien au-delà d'une collecte de données insatisfaisante. Selon le Dr Richard Horton[289], qui fut rédacteur en chef du *Lancet* pendant vingt-cinq ans : « Les revues scientifiques sont devenues des organisations de blanchiment d'information pour l'industrie pharmaceutique. » La formule, tirée d'un article titré « L'avènement de la McScience », en référence au géant du fast-food, semble polémique. Elle n'a pourtant rien d'outré.

« La plupart des résultats de recherche sont faux »

Un an plus tard, John Ioannidis, un célèbre chercheur et épidémiologiste, signe à son tour un essai retentissant[290]. Intitulé « Pourquoi la plupart des résultats de recherche sont faux », le texte du professeur de médecine et d'épidémiologie helléno-étasunien de Stanford postule – et démontre au moyen d'un modèle statistique – que l'essentiel des résultats parus dans les articles de recherche médicale ne sont pas reproductibles. Or la reproductibilité constitue un critère essentiel pour distinguer les sciences expérimentales des autres savoirs scientifiques – le philosophe austro-britannique Karl Popper l'a notamment théorisé. Concrètement, la même expérience doit pouvoir être réalisée plusieurs fois, par d'autres personnes, en obtenant le même résultat. Le procédé permet de détecter de possibles erreurs ou manipulations et en cas de succès, d'intégrer les observations découlant de cette expérience au processus d'amélioration continue de la connaissance.

La démonstration de Ioannidis, considérée comme fondatrice du domaine de la « méta-science » (le recours à la méthodologie scientifique pour étudier la science elle-même), s'appuie notamment sur la notion de « significativité statistique ». Cette dernière est devenue omniprésente dans les essais cliniques (lire p. 87).

Les revues, « extension du service marketing » des firmes

De nombreux chercheurs et scientifiques ont, par la suite, confirmé tout ou partie des conclusions de Ioannidis. En mai 2005, le Dr Richard Smith, patron pendant treize ans des éditions du *British Medical Journal*, rédige dans *PLOS Medicine*[291] un éditorial titré « Les revues médicales sont une extension du service marketing des firmes pharmaceutiques ». Les publicités rapportent énormément d'argent aux revues, reconnaît-il au début du texte, mais au moins sont-elles clairement identifiées comme de la promotion. Même si certaines publicités sont trompeuses, elles peuvent être remises en question ; elles influencent sans doute plus les médecins que ces derniers le croient, mais dans tous les domaines de l'existence, nous sommes tous habitués à relativiser les affirmations de la « pub ».

Cette dépendance s'avère moins corruptrice, soutient-il, que la publication parfois sans recul des résultats d'essais cliniques biaisés, « mitonnés » par les firmes pour en obtenir les résultats qu'elles souhaitent. Il décrit le processus à l'œuvre. En effet, les lecteurs de ces revues ont été biberonnés, dès leur formation, à la « médecine fondée sur les preuves ».

Ce mouvement revendique de bâtir la pratique médicale sur la science. Louable intention, bien sûr, mais pour cela, les tenants de l'*evidence-based medicine* (son nom anglais) confient aux essais cliniques randomisés la lourde charge de « dire la science ». À leurs yeux, leurs résultats constituent le meilleur « niveau de preuve », selon l'expression consacrée. Or ces essais où l'on compare des groupes tirés au sort (l'un reçoit le médicament étudié, l'autre un placebo ou un médicament comparateur) sont très facilement manipulables pour en obtenir le résultat que l'on souhaite.

Richard Smith est bien placé pour savoir qu'auréolées du prestige conféré par la publication dans une grande revue médicale, les conclusions de tels essais sont diffusées à travers le monde, reprises par la presse grand public, présentées dans des congrès professionnels, etc. Pour le fabricant du produit, les retombées commerciales de la parution excèdent largement la plus coûteuse campagne publicitaire.

Détection difficile des méconduites

La firme en question commande traditionnellement à la revue de nombreux « tirés-à-part », des tirages supplémentaires d'une partie de la revue, réalisés sur commande à des fins promotionnelles. Ce procédé peut rapporter plus d'un million de dollars au journal, ajoute Richard Smith. L'image de qualité de la revue rejaillit sur la perception de la qualité du produit. L'industrie sait parfaitement tirer parti de cet effet, en développant d'habiles stratégies pour maximiser la diffusion de ses études. Les visiteurs médicaux remettent en main propre, gratuitement, les « tirés-à-part » aux médecins. Le jour de la parution de l'article, les fabricants publient des communiqués de presse triomphants, pour susciter des reprises médiatiques.

Quand le journal médical possède des « revues satellites », par exemple sur des disciplines plus ciblées, l'industriel y publie souvent d'autres résultats de l'essai, pour le « rentabiliser ». Ou il choisit d'y publier uniquement les résultats de certains centres, plus flatteurs pour son produit. Ou encore il « panache » les résultats de plusieurs centres. L'essentiel est que la molécule y soit présentée sous un jour favorable.

Pour détecter de telles stratégies, il faut éplucher tous les articles, échanger avec les auteurs et bien sûr accéder aux données sources, prévient Smith. Il compare ce travail à la reconstitution d'« un puzzle composé de centaines de pièces » – une tâche herculéenne que les revues n'ont pas le temps ni les moyens d'entreprendre.

La revue par les pairs, pour le pire ?

En théorie, on pourrait considérer que cette tâche incombe aux chercheurs chargés de la *peer-review*, la révision par les pairs, présentée comme un remarquable système de garantie de la qualité des publications. Cette évaluation critique collective, menée par d'autres experts, de façon généralement bénévole, a été instaurée précisément dans ce but. Malheureusement, comme le rappelle un livre de Tom Jefferson et Fiona Godlee, deux éminents médecins et chercheurs, sorti en 1999[292], la recherche montre que la révision par les pairs tient plus d'une loterie souvent entachée de biais et de méconduites. « Comme tout système humain, elle comporte des limites », écrit le professeur émérite Hervé Maisonneuve, ancien médecin de santé publique et grand spécialiste français de l'éthique de la recherche, dans le *BMJ* en juin 2000. « Les réviseurs ont déjà été qualifiés d'injustes, de non fiables, d'incapables, on a dit que leur manque d'imagination bridait l'innovation. [...] La révision par les pairs [...] ne détecte pas les méconduites scientifiques, est souvent entachée de conflits d'intérêts, et les groupes d'influence (comme l'industrie et les associations de patients) tenteront toujours de peser sur elle. » Dès lors, pourquoi y recourt-on encore ? Parce que nous n'avons pas d'alternative, répond le médecin. Le constat, formulé voici deux décennies, reste d'actualité.

Richard Smith, dans son éditorial de 2005, préconise que les éditeurs des revues médicales contrôlent les protocoles des essais cliniques, insistent sur le respect de leurs règles de déclaration, réclament la transparence sur le rôle des financeurs et refusent de publier certaines études. Il plaide aussi pour un meilleur financement public des essais cliniques. Mais cela ne suffira pas, estime-t-il, préconisant un changement fondamental : que les résultats d'essais soient mis à disposition sur des sites Web *ad hoc*, régis par des régulations spécifiques. Et que les revues médicales s'attachent uniquement à les passer au crible de leur critique.

Revues prédatrices et auteurs fantômes

Malheureusement, l'ordonnance du bon Dr Smith n'a pas été suivie – on peut même affirmer que ses propositions sont tombées aux oubliettes. Rien n'a changé depuis ; le business des revues médicales n'a fait que croître. Et l'apparition d'une nouvelle catégorie, les « revues prédatrices », a brouillé encore les cartes. Ces publications souvent électroniques revêtent les apparences des revues classiques mais leur but est de faire payer les chercheurs désireux que leurs articles paraissent, quelles qu'en soient les conditions. Mal rédigés, truffés d'erreurs, ces supports contribuent aussi, d'une autre façon, à jeter le discrédit sur l'ensemble du secteur.

Une autre pratique tient un rôle majeur dans les dérives d'une grande partie des revues scientifiques, même les plus renommées, et de la recherche en général : le *ghostwriting* ou « rédaction-fantôme ». Malheureusement méconnue du grand public ainsi que de la majorité du corps médical, elle consiste à faire endosser par de prestigieux médecins auteurs des articles dont ils n'ont pas écrit un mot, décrivant des essais cliniques auxquels ils n'ont généralement pas participé. Horton décrit cette dérive comme un obstacle majeur à la diffusion de la vérité scientifique et un rouage important de l'opération de blanchiment d'information assurée par les revues au bénéfice des firmes.

Omniprésence du *ghostwriting*

Les articles des revues médicales sont, bien souvent, concoctés par des agences spécialisées en rédaction scientifique. Ces dernières offrent une sorte de service « tout compris ». Les firmes leur confient les résultats d'essais cliniques qu'elles souhaitent communiquer. Un « auteur fantôme » – un rédacteur spécialement formé, doté d'un bon bagage scientifique – met en forme le texte afin qu'il corresponde au mieux aux objectifs marketing de l'entreprise.

Il met en valeur l'information commercialement porteuse tout en minimisant tout ce qui pourrait nuire au message, notamment les possibles effets indésirables. C'est ce qui s'est produit pour le refécoxib (Vioxx), un célèbre anti-inflammatoire commercialisé, à partir de 1999, par Merck. Il a été retiré du marché par la firme en 2004 parce qu'il était fortement suspecté de provoquer des infarctus. Une analyse statistique menée par la FDA[293] estimait qu'en cinq ans sur le marché étasunien, le produit avait pu être à l'origine de 88 000 à 139 000 de ces attaques cardiaques, dont 30 à 40 % s'étaient avérées fatales.

Merck a signé en 2011 un accord transactionnel pour mettre fin aux poursuites. Les actions en justice ont tout de même permis à des échanges d'e-mails de voir le jour. On pouvait y constater que l'auteur fantôme d'un article sur le Vioxx avait écrit que le médicament « pouvait » jouer un rôle dans l'altération de certains composés sanguins liés à des thromboses. Les universitaires avaient clairement fait part de leur conviction que le produit provoquait des thromboses. La compagnie avait envoyé la version de l'auteur fantôme pour publication[294].

Une fois l'article rédigé, l'agence sollicite les plus grands noms de la discipline pour leur proposer, moyennant finances, d'apposer leur signature sur le texte. Elle fait ensuite le tour des revues, en commençant par les plus lues – on parle de leur « facteur d'impact ». Dans l'article publié, la firme apparaîtra à peine, le rédacteur sera, au mieux, cité comme ayant fourni une « assistance éditoriale ». Pas besoin d'envoyer des légions de visiteurs médicaux, le système se nourrit lui-même : les grands professeurs signataires sont grassement rémunérés pour vanter les résultats présentés dans l'article dans des congrès internationaux.

L'ampleur du *ghostwriting* donne le tournis. Et toutes sortes d'autres dérives sont apparues dans le domaine de la rédaction médicale : on dirait que tous les moyens sont bons pour donner aux articles une apparence de crédibilité. En mars 2021, Hervé Maisonneuve s'indignait sur son blog[295] que, selon ses recherches, plus de la moitié des cliniciens s'étaient déjà découverts auteurs d'un article après sa parution, au détour de la consultation d'une base de données ou par un courriel d'un confrère. En 2016, déjà, il écrivait[296] : « Comment un leader peut dégager 50 à 100 heures pour écrire un article original ? J'écris quelques articles pour d'autres, mais j'ai toujours été explicitement cité et remercié... je ne me vois pas être parmi les auteurs d'un travail auquel je n'ai pas contribué ». Il se prononçait pour que « les publications soient signées par les experts scientifiques des industries, avec parfois des co-auteurs académiques ».

Le *ghostwriting* constitue l'une des multiples dérives constatées à propos de l'étude 329, un essai clinique de SmithKline Beecham publié en 2001, comparant deux antidépresseurs chez les enfants et adolescents déprimés : la paroxétine et l'imipramine. L'histoire de l'étude 329 forme une vraie saga que, par souci de simplicité, nous avons décidé de traiter de façon détaillée sur le site overdose-medicaments.fr. Elle est également relatée, en anglais, sur le site study329.org et dans le livre *Children of the Cure*[297]. En 2002, elle a fait l'objet d'une enquête accablante de l'émission de la BBC *Panorama*[298], le *Cash investigation* britannique[299]. Trois autres émissions sur les effets indésirables graves des antidépresseurs ISRS, particulièrement les suicides, et sur la triche dans les essais cliniques ont suivi[300].

Il est apparu, au fil de l'enquête de la BBC menée par Shelley Jofre, que SmithKline Beecham (devenue GSK) avait dissimulé un doublement à triplement du risque suicidaire chez les enfants et adolescents traités par son antidépresseur, la paroxétine. L'article paru en 2001 dans le journal de référence de la pédopsychiatrie[301], le *Journal of the American Academy of Child and Adolescent Psychiatry*, censé en présenter les résultats, prétendait que la paroxétine était « efficace et bien tolérée chez les adolescents » : le contraire de ce qui ressortait réellement de l'étude. Un lanceur d'alerte fit « fuiter » un document montrant que GSK savait que sa molécule n'apportait aucun bénéfice à cette population et que les données avaient été dissimulées. GSK se retrouva assignée en justice, d'abord par l'État de New York, en 2004, pour « fraude répétée et persistante ». Un accord transactionnel[302] mit fin aux poursuites moyennant un paiement de 2,5 millions de dollars et l'obligation, pour GSK, de publier les résultats de ses essais cliniques passés et futurs sur la paroxétine.

Le « black box warning »

En 2004, la FDA imposa à tous les fabricants d'antidépresseurs de faire figurer, sur l'emballage, un avertissement sur le risque de suicide. Ce dernier prend la forme d'un cadre noir, d'où son nom de « black box warning ». Il met en garde contre un risque accru de suicide et de violence chez les enfants et adolescents. En 2007, l'avertissement est modifié pour y inclure les jeunes jusqu'à l'âge de 24 ans. En voici le texte, traduit par nos soins :

PROZAC®
FLUOXÉTINE
Gélules, solution à boire, gélules à libération prolongée

AVERTISSEMENT

Suicidalité et médicaments antidépresseurs – Comparés au placebo, les antidépresseurs ont augmenté le risque de suicidalité (pensées suicidaires et comportements suicidaires) chez les enfants, adolescents et jeunes adultes dans les études de court terme portant sur le trouble dépressif majeur et sur d'autres maladies psychiatriques. Quiconque envisage d'utiliser le Prozac ou tout autre antidépresseur chez un enfant, un adolescent ou un jeune adulte doit évaluer ce risque par rapport au besoin clinique. Les études de court terme n'ont pas mis en évidence de risque accru de suicidalité avec les antidépresseurs, comparés au placebo, chez les adultes âgés de plus de 24 ans ; une réduction du risque a été constatée avec les antidépresseurs, comparés au placebo, chez les adultes de 65 ans et plus. La dépression et certaines autres pathologies psychiatriques sont elles-mêmes associées à une hausse de risque de suicide. Les patients de tous âges qui commencent un traitement par antidépresseurs doivent faire l'objet d'un suivi approprié et d'une surveillance étroite pour détecter toute aggravation clinique, suicidalité, ou tout changement inhabituel de comportement. Les familles et les entourages devraient être prévenus de ces nécessités d'une surveillance étroite et d'une communication avec le prescripteur. Le Prozac a été approuvé pour les patients pédiatriques atteints de dépression majeure et de troubles obsessionnels compulsifs (TOC). (Lire AVERTISSEMENT, Risque de suicidalité et d'aggravation clinique, PRÉCAUTIONS, Informations destinées aux patients, et PRÉCAUTIONS, usage pédiatrique.)

Dans l'UE, le « black box warning » n'existe pas. Le patient désireux de s'informer doit se référer à la notice. Un choix étonnant, lorsque certaines enquêtes montrent que les Français ne les lisent pas toujours. En 2011, un sondage[303] ViaVoice/Groupe Pasteur Mutualité assurait que 33 % d'entre eux ne les regardaient pas.

En octobre 2011, le département (ministère) de la Justice étasunien attaqua à son tour GSK. La plainte fédérale incluait la préparation de l'article du JAACAP de 2001, survendant l'efficacité de la paroxétine tout en en dissimulant les risques, et l'utilisation de cette publication pour promouvoir la prescription aux adolescents, hors des indications autorisées. La firme plaida coupable en 2012 et régla l'affaire à l'amiable, s'acquittant pour ce faire d'une somme de 3 milliards de dollars[304].

Malgré cette reconnaissance, l'article de Martin Keller de 2001 n'a jamais été rétracté, en dépit des demandes de plusieurs chercheurs. Pourtant, la fraude a été mise au jour de façon éclatante par une « réanalyse » des données brutes de l'étude 329[305], publiée (non sans réticences) par le *BMJ* en 2015[306].

Cette réanalyse a nécessité un travail considérable, car GSK s'est employée par tous les moyens à compliquer la tâche des chercheurs indépendants désireux d'accéder auxdites données. Ces dernières représentaient l'équivalent de 77 000 pages, ne pouvant être ni téléchargées ni imprimées : on imagine à quel point leur extraction manuelle a été cauchemardesque.

Les résultats de la réanalyse s'avèrent dévastateurs pour GSK. La firme a diffusé des conclusions exactement opposées à ce qui ressort de la réanalyse de l'essai clinique. Les chercheurs indépendants concluent que la paroxétine est inefficace et dangereuse pour les enfants et adolescents. Le médicament ne serait pas plus utile que le placebo. Quant à sa sécurité, 11 enfants sur les 93 sous paroxétine ont présenté des idées ou comportements suicidaires – l'article de Keller n'évoquait que 6 adolescents présentant une « labilité émotionnelle ». On n'en dénombrait qu'un dans le groupe placebo et un dans le groupe recevant l'imipramine. Malgré l'urgence de publier de tels résultats, qui remettaient sérieusement en question les prescriptions de cet antidépresseur aux enfants et adolescents, le *BMJ* a tergiversé pendant un an avant de le sortir, imposant de multiples relectures, recalculs, demandes en tout genre à l'équipe de chercheurs[307].

L'étude 329 est unique dans l'histoire de la médecine. Il s'agit en effet du seul essai clinique au sujet duquel il existe deux articles scientifiques publiés, dont les conclusions sont diamétralement opposées.

Levée d'inhibition : comment dédouaner le médicament

En France, le résumé des caractéristiques du produit (RCP, la version intégrale de la notice) de la paroxétine[308] évoque un risque accru d'effets indésirables, notamment suicidaires et de « comportement hostile ». On y trouve également les phrases : « Si vous souffrez de dépression et/ou de troubles anxieux, vous pouvez parfois avoir des idées d'auto-agression (agression envers vous-même) ou de suicide. Ces manifestations peuvent être majorées au début d'un traitement par antidépresseur, car ce type de médicament n'agit pas tout de suite mais seulement après deux semaines ou plus de traitement. » Quelques lignes plus bas, il est précisé que l'on est plus susceptible d'être affecté si l'on est un adulte de moins de 25 ans présentant une maladie psychiatrique et traité par antidépresseur. Le message est limpide : le problème vient de la dépression – donc de vous – pas de l'antidépresseur.

Pourtant, on l'a relevé précédemment : une partie des « volontaires sains » des essais cliniques ressentent des pulsions suicidaires et violentes lorsqu'on leur administre des antidépresseurs ISRS et IRSNa. Idem pour les personnes atteintes de pathologies que l'on n'associe généralement pas à un risque suicidaire, comme les troubles anxieux ou les TOC légers.

Cela invalide un autre argument souvent utilisé par l'industrie : la « levée d'inhibition ». Les lignes citées plus haut se réfèrent à cette notion. Concrètement, pour exonérer les antidépresseurs des suicides intervenus en début de traitement, les firmes affirment que dans la première quinzaine, le médicament ne fait pas encore pleinement effet, donc la dépression est encore bien là. Mais selon eux, la molécule peut donner un surcroît d'énergie juste suffisant pour que la personne passe à l'acte. On retrouve donc l'idée d'accuser la maladie, l'expression en anglais « claque » d'ailleurs comme un bon slogan : *Blame the disease, not the drug!* Cette théorie prend l'eau de toutes parts ; il est étonnant que des experts-psychiatres l'évoquent, *a fortiori* devant l'ONIAM lors de demandes d'indemnisation. La hausse de la suicidalité apparaît dans tous les essais dont les données réelles sont accessibles, quelle que soit la pathologie dont les personnes sont affectées. Et même généralement dans les essais publiés, car son ampleur la rend difficile à dissimuler, même en recourant à tous les trucs et astuces visant à « orienter » les résultats d'un essai clinique (lire p. 143).

Les passages à l'acte suicidaires ou violents sous antidépresseurs interviennent à tous les âges, tout au long de la période de prise de ces médicaments. Et ils persistent après l'arrêt chez une partie des patients. Les débuts et fins de traitements (sevrage) et toutes les modifications de dose semblent particulièrement dangereux. Alors que 10 à 15 % de la population des pays « riches » reçoivent ces médicaments, prendre conscience de ces risques sauverait de nombreuses vies.

La théorie de la « levée d'inhibition » soulève de nombreuses autres questions. Les « experts » qui l'invoquent ont-ils vraiment écouté les patients ? Certains de ceux qui ont survécu témoignent très clairement de pulsions suicidaires irrésistibles, parfois de voix qui leur intiment en boucle de se supprimer, de situations où ils se sentent subitement « vriller ».

Au moment où cela leur arrive, ils sont persuadés que se suicider constitue la seule issue possible pour eux. Malgré la diversité des ressentis, ces personnes sont généralement unanimes sur un point : l'expérience n'a rien de commun avec tout ce qu'elles ont pu éprouver auparavant[309]. Même si elles ont eu des pulsions suicidaires à d'autres périodes de leur vie, hors de la prise de psychotropes. Mais comme dans les cas de Sayo (lire p. 179) et de Romain (lire p. 193), les prescripteurs ont été conditionnés par leur formation à analyser toute détérioration de l'état du patient ou irruption d'idées noires comme une aggravation de sa maladie d'origine. Leur réflexe est d'augmenter les doses, ou d'ajouter une autre molécule psychotrope. Ce qui peut entraîner des conséquences délétères.

L'APPARENCE DE SCIENCE : ESSAIS CLINIQUES, ESSAIS CYNIQUES[310]

Après le scandale de la thalidomide, une succession de réformes portant sur l'accès des médicaments aux marchés ont abouti à ériger les essais cliniques randomisés en étalon-or de l'évaluation des médicaments (lire p. 87). Pour établir la preuve de sa sûreté et de son efficacité, un nouveau médicament ou vaccin doit passer par plusieurs phases. Pour l'industrie, « réussir » son essai clinique représente un enjeu financier énorme. Pour aider le lecteur, nous lui proposons un glossaire[311].

Tout commence par des tests précliniques en laboratoire sur des animaux. Puis on passe aux tests cliniques, c'est-à-dire sur des humains. La phase 1 consiste en des tests de sécurité intensifs sur un petit nombre de volontaires humains en bonne santé. La phase 2 se déroule sur un groupe plus large de volontaires et concerne particulièrement l'identification des événements indésirables. La phase 3 inclut un groupe beaucoup plus vaste de volontaires, parfois plusieurs milliers, examinant à la fois la sécurité et l'efficacité. Contrairement à ce qu'on pourrait croire, on a généralement besoin d'un plus grand nombre de participants pour mettre en évidence un effet d'un produit médiocre. En effet, une action évidente et majeure d'un produit efficace se voit très rapidement, même sur un petit effectif.

Avant de lancer les phases 1 à 3, l'industriel doit obtenir le feu vert des autorités sanitaires. On parle parfois d'une « phase 4 » pour la surveillance post-commercialisation, une fois le produit mis sur le marché.

Les Français, précurseurs des essais cliniques

« Historiquement, les Français ont ouvert la voie en matière d'essais cliniques », relate Peter Selley. « Le Pr Pierre-Charles-Alexandre

Louis exerçait à l'hôpital de La Pitié à Paris et présidait la Société médicale d'observation. En 1828, il agaçait ses collègues médecins en se demandant si la saignée était aussi efficace qu'on le croyait généralement pour traiter les patients atteints de pneumonie. Pour le déterminer, il a tenu des registres de la fréquence et du moment des saignées et de la survie du patient. Il a ensuite analysé ses résultats. Il a conclu qu'il était peu probable que les saignées des patients réalisées après les premières 48 heures de maladie les aident. Il a baptisé cette forme fondamentale de statistique la "méthode numérique". »

Tableau des saignées sur des patients atteints de pneumonie, réalisé par le Pr Louis

1	2	3	4	5	6	7	8	9 (1)
10-3	7-3	19-3	19-3	28-2	13-1	24-2	19-2	35-1
12-2	10-2	29-3	12-2	17-3	16-2	12-4	12-1	11-2
14-2	12-2	20-2	15-2	40-2	23-3	19-2	18-1	17-2
		20-2	22-4	13-2	35-5	18-2	20-3	30-3
		16-3	12-4	21-2	17-2	15-2	13-2	
		17-4	21-2	13-2		27-2	21-2	
			25-3					
			28-4					
			40-2					
			16-2					
			12-4					
12-2 $\frac{1}{3}$	10-2 $\frac{1}{3}$	18-3	19-8	22-2	20-2 $\frac{2}{5}$	19-2 $\frac{1}{3}$	17-2	23-2

Explications du Dr Louis : « Les chiffres placés au-dessus du tableau marquent le jour où la première saignée a été réalisée, ceux de chaque colonne indiquent, à gauche, le nombre de jours qu'a duré la maladie, à droite, le nombre des saignées infligées au patient. Les chiffres au bas de chaque colonne montrent, dans les points correspondants, la durée moyenne de la maladie et la moyenne du nombre de saignées[312]. »

Les essais cliniques se sont perfectionnés quand un Britannique, Sir Austin Bradford Hill – qui n'était pas médecin mais statisticien et épidémiologiste –, a recouru aux essais cliniques randomisés, dans les années 1940, pour déterminer si l'antibiotique streptomycine traitait efficacement la tuberculose.

« À l'époque, tout comme dans le siècle et demi qui a suivi, la plupart des médecins exerçaient vraiment la médecine », remarque Peter. « Ils observaient tout ce qui se passait quand leurs patients tombaient malades et en tiraient d'innombrables enseignements. Les docteurs, qui ne disposaient d'à peu près aucun traitement efficace et dont la formation portait surtout sur l'évolution naturelle des maladies, en étaient réduits à suivre l'évolution des pathologies dont étaient atteints leurs patients. Parallèlement, jusqu'aux années 1960, les patients consultaient quand ils étaient malades. De nos jours, des médecins entraînés par l'industrie à suivre des "recommandations de bonne pratique" informent leurs patients qu'ils sont malades. Nous vivons dans l'ère des facteurs de risques, des pseudo-anomalies qui ne donnent pas de symptômes, par exemple, le niveau de votre pression artérielle, de votre cholestérol, de votre densité osseuse… »

On pourrait dire qu'il existe, dans les faits, deux types d'essais cliniques. Le premier se donne pour but d'évaluer si un médicament peut donner ou pas un effet mesurable, le second se penche plutôt sur la question d'un bénéfice (et s'il existe, lequel) que le patient peut en tirer.

Selon le site Internet de l'Agence européenne du médicament (AEM), environ 2 800 essais cliniques sont autorisés chaque année[313] au sein de l'Espace économique européen (EEE). Soixante pour cent d'entre eux sont menés par l'industrie, 40 % par d'autres organisations, principalement universitaires. « Où qu'ils aient été conduits », précise l'AEM, « tous les essais cliniques inclus dans les dossiers de demande d'autorisation de mise sur le marché de médicament humain de l'UE/EEE doivent avoir été menés en accord avec les exigences présentées dans l'annexe I de la direction 2001/83/EC. » En substance, il faut respecter la législation *ad hoc* de l'UE ou l'équivalent, notamment les bonnes pratiques cliniques internationales et les déclarations d'Helsinki et de Taipei , qui encadrent la recherche médicale sur les humains.

En apparence, l'organisation d'essais cliniques obéit donc à des règles strictes. Mais là encore, il s'agit souvent d'une apparence de science, une façade rassurante derrière laquelle tout est permis pour générer un profit maximal.

Dans l'étude 329, les rédacteurs de l'article de Keller avaient recouru à plusieurs artifices, notamment en créant une catégorie « émotionnellement labile » pour cacher les événements suicidaires. Une astuce similaire a été utilisée par Pfizer dans un essai clinique sur son vaccin maternel destiné à prévenir la bronchiolite chez les bébés (lire p. 150). Les prématurés sont nettement plus susceptibles de présenter des jaunisses. Pour éviter que le surnombre de jaunisses dans le groupe dont les mères avaient reçu le vaccin se remarque, Pfizer a artificiellement divisé en cinq catégories les jaunisses apparues chez les nouveau-nés. Cela a permis de camoufler ce signal.

Faciles à « orienter »

Il existe une multitude d'autres moyens d'« orienter » un essai. On peut jouer sur les personnes incluses, sur les substances et les doses administrées, sur les lieux de déroulement de l'essai, sur les critères de jugement adoptés, etc. Avant d'entrer dans les détails, rappelons que les essais cliniques randomisés de médicaments se déroulent en plusieurs phases (lire p. 150 au sujet des vaccins VRS) et qu'il en existe deux grandes catégories. La première, les essais « contre placebo », compare la nouvelle molécule à un produit en apparence similaire mais dont le contenu est neutre : il ne contient pas le principe actif testé. La seconde consiste à utiliser un comparateur, généralement le traitement de référence de la maladie concernée. Il s'agit de montrer que le petit nouveau fait mieux que le vétéran. Ou à tout le moins, aussi bien, car dans un contexte de panne d'innovation généralisée en matière de médicaments (à part pour certaines niches, lire p. 23), les régulateurs se contentent d'essais dits « de non-infériorité » pour accorder l'AMM. Leur remboursement est accordé malgré une « amélioration du service médical rendu » (ASMR, dans le jargon des autorités de santé) inexistante.

Selon la HAS elle-même, 50 à 60 % des nouvelles indications sont classées ASMR 5 (c'est-à-dire qu'elles n'apportent aucun progrès) et au moins 80 % sont classées ASMR 4 et 5, c'est-à-dire à peu près inutiles, cingle le site indépendant Medcritic[314].

« Les autorités sanitaires deviennent si peu exigeantes que l'industrie n'aura bientôt même plus besoin de "bidouiller" ses données d'efficacité », raille sous le couvert de l'anonymat un généraliste lecteur de *Prescrire* et fin connaisseur de la régulation du médicament.

Bidouillage, mode d'emploi : notre résumé des multiples façons dont l'industrie peut « orienter » les résultats des essais cliniques[315]

Sur le principe, modifier les résultats des essais jusqu'à les faire arriver à la conclusion que l'on souhaite est très facile. On peut tordre les statistiques d'autant plus aisément que les données issues de l'essai sont votre propriété commerciale. On peut se focaliser sur des indicateurs peu pertinents pour le patient, mais qui « cocheront les bonnes cases » pour obtenir l'autorisation de mise sur le marché – parler d'un pourcentage de réduction de la taille d'une tumeur plutôt que de l'allongement de l'espérance de vie du patient, par exemple. On peut dissimuler une forte hausse du risque de suicide en cachant les patients devenus suicidaires sous un terme obscur, comme « labilité émotionnelle » – c'est ce qui s'est passé dans l'étude 329 (lire p. 134). On peut créer sa propre échelle d'analyse pour être sûr de mettre en évidence certains effets et d'en dissimuler d'autres. On peut choisir des volontaires jeunes et sains, bien moins susceptibles de présenter des problèmes de santé, même si le médicament qu'on teste sera principalement administré à des personnes âgées. On peut exclure sous des prétextes plus ou moins fallacieux les patients qui réagissent mal au médicament. On peut fusionner des groupes de patients pour diluer certains indicateurs, ou exclure les données des centres d'essais dont les résultats s'avèrent insatisfaisants – à cette fin, disposer de centres d'essais dans des pays peu regardants aide. On peut organiser des « pré-essais » pour éliminer les patients qui répondent fortement au placebo : par contraste, le médicament à l'étude paraîtra plus efficace. On peut organiser des essais comparatifs avec un traitement ancien, qu'on administrera en dose trop forte, pour qu'il provoque de nombreux effets indésirables : le nouveau médicament en paraîtra d'autant mieux toléré. On peut au contraire l'administrer en dose insuffisante, afin que l'autre semble plus efficace.

Nous avons élaboré un glossaire des essais cliniques pour guider nos lecteurs[316].

Partie III

VACCIN MATERNEL CONTRE LE VRS, ANTIDÉPRESSEURS : ALERTE AUX MÉDICAMENTS MÉDIOCRES ET DANGEREUX ?

HISTOIRE D'UN GÉNÉRALISTE QUI PRESCRIT PEU... ET QUI OBSERVE BEAUCOUP

Pendant vingt-sept ans, le Dr Peter Selley a exercé comme généraliste au sein du National Health Service, le service public de santé britannique. Il est établi avec sa famille dans un pittoresque village rural du sud-ouest de l'Angleterre « avec un pub fondé au XVIe siècle et une église qui remonterait à l'invasion normande », aime-t-il à préciser. En 2007, il a choisi de se consacrer à temps partiel à d'autres activités médicales.

« Pendant presque toute ma carrière, j'ai eu ce que j'appellerais une attitude saine à l'égard de la prescription – d'autres la trouveraient peut-être nihiliste », relate-t-il. « J'ai eu la chance de travailler avec des collègues et des patients qui respectaient mes opinions. Nous ne recevions pas les visiteurs médicaux et refusions leurs repas et stylos gratuits. »

Les prescriptions établies par Peter et par ses confrères et consœurs du cabinet médical reposaient sur des publications faisant autorité, en particulier le référentiel public *British National Formulary* (*BNF*) et le *Drug and Therapeutics Bulletin*. D'autres sources d'information de prescription leur étaient rarement nécessaires. Pour la plupart des maladies, leurs coûts de prescription par personne s'avéraient les plus bas de la région. Pour des pathologies comme la maladie de Parkinson, l'épilepsie, les troubles de la thyroïde, ils étaient dans la moyenne : ces affections étaient bien traitées, mais l'équipe veillait à ne pas prescrire d'antibiotiques à quiconque toussait un peu, ni d'antidépresseurs aux patients tristes.

« Notre objectif n'était pas d'être les moins coûteux mais de minimiser le fardeau médicamenteux », précise-t-il. « Les autorités sanitaires locales nous ont critiqués pour avoir prétendument négligé des maladies cachées comme l'hypertension et l'hypercholestérolémie, mais elles ont été confrontées à un dilemme : leurs propres données montraient que nos patients avaient une espérance de vie supérieure à la moyenne et moins d'admissions d'urgence à l'hôpital. Nous avons payé un organisme indépendant pour qu'il réalise une analyse de nos résultats cliniques. Ces derniers se sont révélés similaires à ceux de nos collègues gros prescripteurs. »

Quatre enfants, zéro antibio

Dans la commune où Peter exerce, les quantités de sirops antibiotiques prescrites aux enfants par les médecins de famille varient d'un facteur sept. « Aucun de mes quatre enfants n'a pris d'antibiotiques avant de quitter la maison », se félicite-t-il. « J'avais l'avantage de pouvoir les surveiller lorsqu'ils étaient malades. Dans ma patientèle, de nombreux parents ne voulaient pas que leur enfant reçoive des médicaments inutiles. »

Parmi les nouvelles activités dans lesquelles Peter s'investit à temps partiel à partir de 2012 figure l'expertise médicale de personnes faisant appel des décisions touchant aux prestations d'invalidité versées par l'État. « J'ai croisé un certain nombre de jeunes, principalement des femmes, atteints de handicaps », reprend le généraliste. « Beaucoup de ces personnes ont reçu des diagnostics de troubles de la personnalité et de syndromes douloureux, comme la fibromyalgie. Généralement, le "diagnostic" des psychiatres change au fil du temps avec une sorte de valse des étiquettes, notamment "syndrome post-traumatique" et "bipolarité". Chacun de ces "diagnostics" nécessite un médicament spécifique. À mon avis, bon nombre de ces personnes ne bénéficient aucunement de l'étiquette diagnostique qui leur a ainsi été apposée, ni des médicaments prescrits, qu'ils finissent par prendre en vastes quantités sur de longues périodes. Principalement des molécules censées "normaliser" leur cerveau. On leur distribue généralement un cocktail de prégabaline, sertraline, citalopram, duloxétine, quétiapine, zopiclone, tramadol ou morphine. »

Ces jeunes ont parfois consulté un psychiatre – souvent un remplaçant – une ou deux fois, puis ont obtenu leur placement en invalidité, souvent de façon définitive. Beaucoup présentent des antécédents de maltraitance. « Le terme “engourdissement émotionnel” les décrit parfaitement », résume Peter.

Crise sanitaire et vaccination

Autre sujet qui préoccupe Peter, dès le printemps 2020 : la crise sanitaire du covid et la campagne de vaccination qui l'accompagne. Il se penche sur les nombreuses zones d'ombre de ces essais, de la potentielle dissimulation des effets indésirables à la passivité des autorités de régulation, en passant par le manque d'analyses de causalité pertinentes, le traitement des données et les articles de revues écrits par des auteurs fantômes puis très rapidement acceptés et publiés par le *NEJM*, à la renommée internationale. Il lui apparaît vite que de nombreux événements indésirables, dont des décès, se sont produits peu de temps après la vaccination. Il relève particulièrement des problèmes liés à des troubles de la coagulation. « Mais comme ils se produisent dans plusieurs parties du corps, le lien ne saute pas aux yeux. Plusieurs médecins, chercheurs, universitaires se sont plongés dans le sujet, tout comme moi. Nous sommes devenus experts dans le déchiffrement et l'interprétation de rapports de cas cliniques individuels et de tonnes de données scientifiques issues de l'essai original du vaccin anti-covid Pfizer-BioNTech, publiées par tranches par la FDA à la suite d'une décision d'un tribunal fédéral étasunien. »

Bronchiolite, VRS et prématurité

En avril 2022, un article du *NEJM* présente les résultats d'un essai clinique randomisé contre placebo pour un nouveau vaccin de Pfizer[317]. Temporairement baptisé RSVpreF, il est administré aux femmes enceintes afin de susciter chez leur bébé à naître une immunité destinée à le protéger contre le virus respiratoire syncytial. Ce dernier, généralement bénin, peut provoquer des bronchiolites.

« Je ne sais pas exactement pourquoi cet article a retenu mon attention, note Peter. Après tout, je ne suis qu'un généraliste, pas un expert des essais cliniques ou des vaccins. Cela dit, avec toutes les recherches que nous avions menées au cours des mois précédents, j'étais sans doute sensibilisé à la question vaccinale. Et puis, dans mon expérience clinique, la bronchiolite ne constituait en général pas un problème grave. L'idée d'injecter aux femmes enceintes une protéine virale artificiellement stabilisée me paraissait contestable. »

Peter rassemble et compare les publications portant sur trois essais cliniques de vaccins maternels contre le VRS. Il remarque vite des éléments inquiétants au sujet des naissances prématurées.

« J'ai repris, dans la première colonne, le nombre d'accouchements prématurés survenus chez les mères vaccinées et dans la deuxième, ceux observés chez les femmes du groupe placebo. Repérez-vous ce qui se dessine ? »

Essai 1. (Pfizer, phase 2)	15*/325 = 4,6 %	1/78 = 1,3 %
Essai 2 (Pfizer, phase 3)	202/3 568 = 5,7 %	169/3 558 = 4,7 %
Essai 3 (GSK, phase 3)	238/3 496 = 6,8 %	86/1 739 = 4,9 %

(*une naissance prématurée a été exclue des résultats publiés, je l'ai repérée dans une annexe, la référence est 10120001A[318])

L'article : ne dire que ce qu'on veut

Nous avons vu dans la deuxième partie qu'il existe des milliers de journaux médicaux, imprimés et en ligne, et qu'il s'en trouvera forcément un pour publier votre article. Les quatre journaux médicaux « généralistes » paraissent en anglais – le *JAMA* et le *NEJM* outre-Atlantique, le *BMJ* et le *Lancet* en Grande-Bretagne. « Chacun a ses propres exigences en matière de révision par les pairs, de partage des données, de frais à régler, etc. », ajoute Peter. « Le *BMJ*, par exemple, publie beaucoup d'articles de journalistes et, pour les articles de chercheurs, exige que les données de base soient accessibles. Le *NEJM* n'impose pas cette transparence mais propose de laisser des articles intégralement en accès libre, donc sans péage, moyennant des frais supplémentaires. »

Nous avons relaté qu'un grand nombre d'articles, surtout ceux décrivant des essais financés par les firmes, sont rédigés par des rédacteurs médicaux spécialement formés, qui ne sont pas médecins. La contribution de ces « auteurs fantômes » est mentionnée parfois à la fin du texte, mais ce sont les médecins et chercheurs officiellement signataires de l'article qui en retirent du prestige et peuvent ajouter cette publication à leur CV.

Dans l'un des articles parus dans le *NEJM* au sujet d'un essai clinique randomisé de Pfizer sur le vaccin maternel contre le VRS, on dénombre pas moins de 41 auteurs officiels, dont la Dre Kampmann[319]. Il est probable qu'aucun d'entre eux n'a eu accès aux données « brutes » de l'essai.

Dans les notes de bas de page se trouvent des noms correspondant probablement aux trois auteurs fantômes : « Nous remercions Sheena Hunt, Tricia Newell et Erin O'Keefe, d'Icon. » Elles ont probablement reçu une sélection de données de la part de Pfizer ou de son sous-traitant chargé de mener l'essai pour son compte, ICON plc. On parle d'une « organisation de recherche contractuelle – ORC ».

« Ces auteurs fantômes ont bien rempli leur tâche, qui consiste à mettre en valeur les bonnes nouvelles et à dissimuler les mauvaises », estime Peter. « Voici par exemple l'extrait d'un article du *NEJM* portant sur la phase 2 du vaccin VRS de Pfizer[320] : "Tous groupes confondus, 15 des 403 bébés (3,7 %) sont nés prématurément, la plupart au cours de la 36e semaine de grossesse." Cette phrase vise à vous lancer sur une fausse piste. L'affirmation n'est pas inexacte mais se révèle partielle : si l'on décortique les tableaux, on remarque que 14 de ces naissances prématurées sont advenues dans le groupe vacciné, une seule au sein du groupe placebo. L'incidence moyenne de ces événements s'élève donc à 4,3 % chez les femmes vaccinées mais à 1,3 % chez celles qui ont reçu le placebo. L'article conclut que "le vaccin RSVpreF a entraîné [une réponse immunitaire d'] anticorps neutralisants avec un transfert placentaire efficace et sans problème évident de sécurité." On dirait qu'aucun des pairs relecteurs du *NEJM* n'a tiqué. Je remarque cependant que Pfizer fait désormais figurer ce risque dans la notice étasunienne du produit... »

« VENDRE » LA BRONCHIOLITE

Voici quelques années, la plupart des gens ignoraient tout du VRS et n'avaient qu'une vague idée de la bronchiolite. Les médias n'en parlaient pas. « Créer un marché pour des vaccins contre le VRS nécessitait quasiment une opération militaire, avec deux champs de bataille distincts », analyse Peter. « Les pays riches, d'Europe, d'Amérique du Nord ainsi que l'Australie et la Nouvelle-Zélande, ont les moyens de payer mais l'impact du VRS et la mortalité liée à ce virus y sont relativement faibles. Les "pays à revenu faible et intermédiaire", selon la terminologie consacrée, essentiellement situés en Afrique et en Asie du Sud, représentent 97 % des décès mondiaux d'enfants par bronchiolite. »

Les efforts de l'industrie pour « informer » sur le VRS se sont beaucoup concentrés sur l'Europe. Signalons notamment le lancement d'une semaine dédiée à ce virus – en 2023, entre le 6 et le 11 novembre.

« Mais réfléchissons-y », propose Peter. « Pourquoi aurait-on besoin d'être informés, *a fortiori* sensibilisés, au sujet d'une maladie pour laquelle il n'existe pas de traitement ? Par exemple, personne n'a lancé une semaine de sensibilisation sur l'appendicite ou un mois de la goutte. La réponse réside dans l'action énergique de l'industrie pharmaceutique européenne. »

Le moteur de ces actions d'« éducation » s'appelle l'EFPIA, la Fédération européenne des industries pharmaceutiques et associations (European Federation of Pharmaceutical Industries and Associations). L'EFPIA est financée par les sociétés biopharmaceutiques opérant en Europe pour représenter leurs intérêts – en d'autres termes, il s'agit d'un groupe de pression : un lobby. Elle finance directement et indirectement des actions, notamment à travers des programmes développés en partenariat avec l'UE : l'Initiative pour les médicaments innovants (Innovative Medicines Initiative

– IMI[321]) puis l'Initiative pour la santé innovante (Innovative Health Initiative – IHI).

Des financements de l'IMI et de l'EFPIA alimentent le programme PROMISE (Preparing for RSV immunisation and surveillance in Europe – préparer l'immunisation et la surveillance du VRS en Europe), pour un montant de 7 millions d'euros, ainsi que RESCEU[322] (REspiratory Syncytial virus Consortium in Europe). Le but de ce dernier est présenté comme suit : « Le projet RESCEU vise à fournir des preuves robustes de l'impact sanitaire et économique du VRS en Europe et à mettre en place l'infrastructure capable de réaliser de futurs essais cliniques pour des vaccins et thérapies contre le VRS. »

Vidéos en « séquences émotion »

Le médecin anglais repère un foisonnement d'initiatives allant toutes dans le même sens, dont une émanation de l'EFPIA dont les objectifs sont clairement énoncés dans le nom : « Vaccines Europe[323] », des vidéos étasuniennes jouant sur la corde sensible[324], produites par la « Coalition nationale pour la santé infantile », des sites Web[325], des pages dédiées[326] et une « Académie VRS », financée essentiellement par les firmes productrices des vaccins et sise au nord de l'Espagne, à Saint-Jacques de Compostelle[327].

« Et puis, bien sûr, la fondation ReSViNET[328], qui déclare, en collaboration avec AstraZeneca, "soutenir les décisions de santé en fournissant [un accès] transparent aux données de surveillance globale du VRS" », raille Peter. « Elle organise aussi régulièrement des conférences internationales, financées par l'industrie. La plus récente s'est tenue à Mumbai, elle était intitulée RSVVW'24. J'ai découvert que le sigle signifie "RSV Vaccines for the World", donc vaccins VRS pour le monde, ce qui a le mérite d'être clair… La plupart de ces organisations disposent de sites sur lesquels figurent des histoires effrayantes de familles dont les enfants ont été affectés de graves problèmes à cause du VRS – sans préciser que ce sont des cas rares. En coulisses, les firmes ont consenti de lourds investissements pour attirer l'attention du public sur le VRS et lui faire peur. »

Les paris de la Fondation Gates

Le sixième homme le plus riche du monde a créé sa fondation caritative en 2000, la Bill & Melinda Gates Foundation (BMGF)[329]. Cette dernière finance des politiques et des actions caritatives visant à améliorer la santé des enfants dans les pays en développement. Elle mène dans ces régions des actions en faveur de l'amélioration de la nutrition et de l'assainissement ; parallèlement, pour la lutte contre les maladies infectieuses, elle soutient le recours aux vaccins et aux médicaments.

« Posons-nous la question : pourquoi les enfants africains sont-ils plus susceptibles de mourir des suites d'une infection au VRS ? », interroge Peter. « Cela pourrait être lié au manque d'infrastructures de santé. Ou à l'affaiblissement de leur organisme à cause de la tuberculose, du paludisme, du VIH ou de la malnutrition. Il serait peut-être plus utile de commencer par là. Bill Gates et le P.-D.G. de Pfizer, Albert Bourla, sont amis et tous deux invités réguliers au Forum économique mondial de Davos. En 2015, la Fondation Gates a investi 81 millions de dollars dans le vaccin maternel anti-VRS ResVax de Novavax, mais ce dernier, au cours des derniers essais cliniques, s'est, semble-t-il, révélé inefficace dans la prévention des maladies chez les bébés des femmes vaccinées. »

La BMGF a récemment acheté les droits du vaccin maternel de Pfizer, l'Abrysvo, pour les femmes enceintes des pays à revenu bas et intermédiaire, pour un montant de 27,5 millions de dollars[330] (lire p. 176). Il s'agit du vaccin pour lequel Peter a révélé une tendance inquiétante à être associé à des naissances prématurées[331].

« Là encore, tentons de réfléchir à tête reposée », plaide Peter. « Le VRS provoque, généralement pendant les mois d'hiver, des épidémies d'affections ressemblant à un rhume chez les personnes de tous âges. Nous sommes tous infectés plusieurs fois au cours de notre vie, de façon presque toujours bénigne, par l'une des deux souches du virus, très similaires, la A et la B. Chez les jeunes enfants, elles peuvent provoquer un essoufflement (bronchiolite) et, dans une faible proportion, une infection pulmonaire, parfois grave. Il n'existe pas de remède spécifique, aucun essai n'a été mené pour déterminer si une prise en charge hospitalière donne de meilleurs résultats qu'un traitement à domicile. En revanche, les enfants infectés admis à l'hôpital peuvent transmettre le virus à d'autres enfants, dont certains souffriront déjà d'autres maladies graves. »

La plupart des articles des revues médicales portant sur le VRS commencent par un paragraphe sombre semblable à celui-ci[332] : « Nous avons estimé qu'en 2019, à l'échelle mondiale, il y a eu 33 millions d'épisodes d'infection aiguë des voies respiratoires inférieures associés au VRS [...], 3,6 millions d'hospitalisations pour infections aiguës des voies respiratoires inférieures associées au VRS [...], 101 400 décès globaux imputables au VRS chez les enfants âgés de 0 à 60 mois [...], plus de 97 % des décès attribuables au VRS dans toutes les tranches d'âge se sont produits dans les pays à faible revenu et à revenu intermédiaire (PRFI). »

Urgence à agir, vraiment ?

« De tels chiffres donnent l'impression qu'il est urgent d'agir », détaille Peter. « Pourtant, cet objectif humanitaire de réduction mondiale des maladies graves et des décès liés au VRS dans les PRFI doit être confronté à la réalité. Comme le souligne l'équipe du Pr Louis Bont aux Pays-Bas[333] : "Parmi les candidats vaccins et les anticorps monoclonaux (mAb) en phase d'essais cliniques avancés, y compris le mAb nirsévimab et le vaccin maternel contre le VRS récemment enregistrés, aucun ne cible le marché des PRFI, où la mortalité par VRS est la plus élevée." Or dans les pays à revenus plus élevés, qui jouiront du privilège d'accéder en premier à ce vaccin –, le VRS ne représente pas un tel problème. De nos jours, le nombre de décès d'enfants par ailleurs en bonne santé liés au VRS est extrêmement faible. » En d'autres termes, dans un contexte de réduction généralisée des financements de la santé publique, il serait utile de s'assurer que cette stratégie de lutte contre le VRS est efficace par rapport à son coût.

L'histoire nous enseigne que la quête d'un vaccin sûr et efficace pour protéger les jeunes enfants contre les infections pulmonaires dues au VRS a connu des épisodes dramatiques. Un vaccin VRS inactivé au formol de Pfizer, devenu tristement célèbre sous la dénomination de « Lot 100[334] », a été testé aux États-Unis en 1965. Il a fait produire par les enfants le mauvais type d'anticorps. Plusieurs des 31 nourrissons ayant reçu le vaccin expérimental ont développé par la suite de graves infections pulmonaires dues au VRS ; deux sont morts d'une infection par ce virus un an après avoir été vaccinés. Cette tragédie a permis de comprendre le phénomène des « maladies respiratoires aggravées par la vaccination[335] ».

« Par la suite, les scientifiques étaient réticents à tester des vaccins contre le VRS chez les enfants, ce qui se comprend bien », relate le généraliste. « Cinquante ans plus tard, ils se sont tournés vers la création d'une immunité passive pour protéger les bébés de deux manières. Première méthode : on fabrique, en laboratoire, un anticorps injectable à administrer au bébé à la naissance. Seconde méthode : on conçoit des vaccins à administrer à la mère afin que ses anticorps traversent le placenta et passent dans le sang du bébé[336]. »

LES FUTURES MÈRES INSUFFISAMMENT PROTÉGÉES ?

Avant de comparer les deux vaccins maternels, le RSVpreF de Pfizer (Abrysvo) et le RSVpreF3 de GSK (Arexvy), il peut être utile de rappeler que l'idée de vacciner les femmes enceintes est relativement nouvelle. Alors qu'on considère généralement qu'il faut être extrêmement prudent avec les médicaments dans cette population, il lui est désormais recommandé de se faire vacciner contre la coqueluche, le covid-19 et la grippe (saisonnière). « Le vaccin contre la coqueluche ne peut malheureusement être obtenu qu'en association avec des antigènes (inutiles) de la poliomyélite, de la diphtérie et du tétanos, tels que Boostrixtetra », regrette Peter. « Ainsi, on conseille aux femmes enceintes de s'abstenir de l'alcool, du tabac, du cannabis, du fromage au lait cru et des sushis mais on leur injecte, de nos jours, jusqu'à sept protéines étrangères distinctes, même si le Boostrixtetra maternel semble être assez sûr et offre au nourrisson une certaine protection contre la coqueluche. »

« Le covid-19 et la grippe peuvent s'avérer graves chez les femmes enceintes, mais les bénéfices de la vaccination contre ces maladies restent controversés chez elles, notamment parce que les risques d'événements indésirables n'ont jamais été correctement étudiés », prévient Peter. Pfizer avait lancé un essai clinique de son vaccin covid sur les femmes enceintes[337], mais l'étude a été arrêtée prématurément en juillet 2022, alors que moins de 10 % de l'effectif prévu de 4 000 femmes avait été recruté. Les résultats complets de cet essai n'ont toujours pas été communiqués. Bref, tant qu'on en sait si peu sur leur sûreté, on ne peut se prononcer sur l'intérêt des vaccinations covid et grippe sur les femmes enceintes. Parallèlement, l'industrie continue ses offensives pour conquérir ce public autrefois maintenu à l'écart de la vaccination : un nouveau vaccin destiné aux femmes enceintes arrive sur le marché, un de plus… Il vise une infection bactérienne appelée streptocoque du groupe B. »

Les nouveaux vaccins représentent des profits considérables pour les firmes. Rien qu'en 2021, Pfizer a réalisé un bénéfice de 36 milliards de dollars grâce à son vaccin contre le covid[338]. La Fondation Gates a investi des millions de dollars dans plusieurs sociétés pharmaceutiques pour créer un vaccin contre le VRS « sûr et efficace ». L'industrie dispose de journaux médicaux et de régulateurs à sa botte. Pour faire approuver ses nouveaux blockbusters[64], elle suit une mécanique bien rodée.

Les articles de revues publiés sur ces « essais pivots » (ceux destinés à être présentés aux régulateurs pour obtenir l'autorisation de mise sur le marché) suivent souvent un modèle éprouvé. Dans les paragraphes discutant de la sécurité et des effets indésirables, les fabricants admettent, d'entrée, que les personnes ayant reçu le vaccin actif ont beaucoup plus fréquemment ressenti des douleurs au bras à la suite de l'injection. « Ce n'est pas pertinent : tout le monde s'attend à avoir un peu mal au bras après un vaccin », note Peter. « Cela sert sans doute à "prouver" que le vaccin, d'une certaine manière, fonctionne. Et puis, en affichant cet effet, l'industriel donne des gages de transparence : oui, les effets indésirables ont bien été fidèlement rapportés ! Mais les douleurs aux bras, les maux de tête et la fièvre font partie des symptômes attendus dans le cadre de ce qu'on appelle la réactivité ; ils n'ont généralement aucune signification. »

Études précliniques (sur les animaux)

Les études dites « précliniques » (sur des animaux) permettent d'avoir une première idée du profil de sécurité d'un produit. Après le scandale de la thalidomide, les réglementations nationales et internationales ont imposé des tests de toxicologie de la reproduction et du développement (en anglais DART, *developmental and reproductive toxicology*, lire p. 84). Leur but est de détecter d'éventuelles anomalies du développement de l'embryon. Ils ne sont pas calibrés pour évaluer d'autres problèmes liés à la gestation, notamment ceux pouvant survenir chez la future mère. Pour les vaccins, la réglementation n'impose de tests précliniques que sur des « femelles gravides » (on dit aussi gestantes) d'une seule espèce animale.

Le rat est généralement approprié pour les tests DART et constitue l'espèce de rongeur la plus souvent utilisée pour des raisons pratiques. En effet, il s'agit d'une espèce pour laquelle on connaît bien la pharmacologie ; on dispose aussi de données toxicologiques étendues pour l'interprétation des observations et de nombreuses bases de données constituées au fil des décennies.

« Lorsque l'on veut évaluer un possible impact d'un nouveau médicament sur le développement de l'embryon et du fœtus, on le teste sur une deuxième espèce de mammifère, cette fois non rongeur », spécifie Peter. « On recourt souvent au lapin[339] ; cette espèce s'est avérée utile pour identifier les agents tératogènes humains non détectés chez les rongeurs. Les chercheurs disposent aussi de données nombreuses et anciennes sur cette espèce, par ailleurs pratique à utiliser. Aussi surprenant que cela paraisse, l'exigence de mener des tests précliniques sur une deuxième espèce animale n'existe pas pour les vaccins et produits biopharmaceutiques. »

Rats et lapins, comparables aux humains ?

Dans quelle mesure ces animaux sont-ils comparables aux êtres humains ? La gestation d'une rate dure 22 jours, celle d'une lapine 31 jours. Les grossesses humaines s'étendent normalement sur environ 280 jours. Les rats ont des portées de 8 à 16 petits, les lapins environ 10. « Comment les scientifiques surveillent-ils la gestation chez ces animaux ? », interroge Peter. « Ils se contentent de les peser quotidiennement. Ils ne mesurent pas leur tension, un indicateur pourtant essentiel – on la prend, chez le rat, en enroulant une sorte de bracelet autour de sa queue, ce qui n'a rien d'aisé ! Dans le cas du vaccin de GSK, il a été administré à 24 rates et 24 lapines gravides. Les résultats chez les deux espèces ont montré des pertes post-implantation (c'est-à-dire des fausses couches) légèrement [*sic*] plus élevées dans le groupe vacciné. Chez le rat : 9,03 % contre 6,41 % pour le contrôle ; chez le lapin : 4,27 % contre 2,02 %[340]. Ces différences sont significatives. »

Le vaccin Pfizer a été testé de la même manière, mais uniquement sur des lapines gravides, car, bizarrement, leur vaccin a induit des anticorps chez les rats mâles mais pas chez les rats femelles[341]. « Il n'y avait aucune indication de toxicité systémique maternelle ou de survie, de croissance ou de développement embryo-fœtal ou postnatal chez la progéniture », assure l'article de compte rendu[342].

« C'est difficile à justifier mais pour les vaccins conçus pour être utilisés pendant la grossesse, il n'existe aucune exigence de test sur des primates non humains (par exemple les singes) », s'étonne Peter, « alors que le développement fœtal de ces animaux est similaire à celui des humains. »

GSK et Pfizer ont mené deux études de phase 1 chez les adultes en bonne santé, le premier chez des femmes non enceintes[343], le second chez des hommes et des femmes non enceintes[344].

Les mères négligées

« Ni GSK ni Pfizer n'ont mené d'étude de phase 1 chez les femmes enceintes. Cela représente une omission majeure de la part des régulateurs. Le fait que la réglementation n'y contraigne pas les fabricants ne constitue pas, à mes yeux, une excuse pour ne pas mener une telle étude suivant précisément la grossesse et la croissance fœtale, les niveaux d'hormones, la tension artérielle de la mère et d'autres paramètres pouvant être activement et étroitement surveillés pour des raisons de sécurité. Selon moi, les développeurs de ces vaccins souhaitaient uniquement montrer que leur produit prévenait les maladies chez les bébés – d'éventuels événements indésirables chez les mères ne les intéressaient pas. »

Quant aux études de phase 2, évaluant la sécurité du produit, GSK en a mené une sur 213 participantes[345], au cours de laquelle 213 femmes enceintes ont été vaccinées[346] :

Exemples de taux d'effets indésirables d'intérêt particulier

Effet indésirable d'intérêt particulier concerné	Taux rapporté en population générale	Taux susceptible de déclencher un signal de sécurité supplémentaire (pour tous les groupes recevant le vaccin actif combinés) — % des sujets	Nombre de sujets dans les groupes recevant le vaccin (au moment de la première réunion du Comité de surveillance et de suivi de l'essai)	Nombre de sujets dans les groupes recevant le vaccin (au moment de la deuxième réunion du Comité de surveillance et de suivi)
Hypertension gestationnelle (prééclampsie)	8 %	16 %	3	16
Diabète gestationnel	6-7 %	14 %	3	14
Bébé petit pour son âge gestationnel	10 %	20 %	4	20
État fœtal inquiétant	15 %	30 %	5	30
Naissance prématurée	12 %	24 %	4	24
Faible poids de naissance	8 %	16 %	3	16
Détresse respiratoire/asphyxie	10 %	20 %	4	20
Saignements gynécologiques pendant la grossesse	4-5 %	10 %	2	10
Retard de croissance intra-utérin	3-7 %	14 %	3	14

Ce tableau montre (dans la troisième colonne) le taux d'« événements indésirables d'intérêt particulier » (en anglais, AESI) nécessaires pour déclencher un signal de sécurité. GSK l'a fixé au double du taux signalé dans la population générale. Par exemple, pour les naissances prématurées, près d'un quart des femmes de cet essai devaient présenter ce problème avant que l'alerte de sécurité ne soit déclenchée. Mais les femmes participant à l'essai ne représentaient pas la population générale : elles étaient « en bonne santé » et celles qui avaient déjà accouché prématurément ou qui avaient développé des problèmes de tension artérielle au cours de leur grossesse avaient sans nul doute été exclues de l'essai.

Le tableau ci-après montre que les événements indésirables d'intérêt particulier (AESI) ont été détectés 50 % plus fréquemment dans le groupe maternel vacciné que dans le groupe placebo. Mais aucun « signal de sécurité » n'a été déclenché. On peut imaginer qu'une hausse de 50 % n'est pas importante pour les statisticiens, mais elle le sera de façon évidente pour les femmes enceintes…

Voici un autre extrait, pour les « effets indésirables particulièrement signalés » survenus chez les mères jusqu'à six semaines après l'accouchement :

Tableau additionnel 1. Maternal AESIs reported until 6 weeks post-delivery – *Effets indésirables d'intérêt particulier signalés jusqu'à 6 semaines après l'accouchement*

	60 µg RSVPreF3 N = 70		**120 µg RSVPreF3 N = 75**		**Placebo N = 68**	
Symptom *(Symptôme)*	N	%	n	%	n	%
At least one pregnancy-related AESI *(Au moins un effet indésirable d'intérêt particulier lié à la grossesse)*	19	27.1	19	25.3	12	17.6
Gestational Hypertension *(Hypertension gestationnelle)*	3	4.3	2	2.7	1	1.5
Pre-Eclampsia *(Prééclampsie)*	4	5.7	2	2.7	0	0.0

« De toute évidence, les femmes du groupe vacciné ont eu plus de problèmes pendant leur grossesse liés à l'hypertension artérielle, à l'hypertension gestationnelle et à la prééclampsie », commente Peter. « Malgré cela, l'essai de phase 2 GSK a été conclu en ces termes : "La vaccination maternelle RSVPreF3 présentait un profil de risque de sécurité acceptable. Aucun des bébés des groupes vaccinés ou placebo n'a développé une infection par le VRS." »

Tout va bien, version 50 % pire

L'étude de phase 2 de Pfizer[347] a recruté 581 femmes enceintes. Sa conclusion principale était la suivante : « Le vaccin RSVpreF a provoqué des réponses en anticorps neutralisants avec un transfert transplacentaire efficace et sans problèmes de sécurité évidents. » En d'autres termes, ils affirment que le vaccin a produit une immunité qui a été transmise au fœtus en toute sécurité, *via* le placenta. Bien sûr, il existe par ailleurs des effets secondaires désagréables appelés événements indésirables, qui peuvent ou pas être causés par le vaccin. Mais puisque c'était « sans problèmes de sécurité évidents »... on imagine l'auteur fantôme (lire p. 151) incluant soigneusement ce mot « évident ».

« J'ai mené quelques recherches en regardant les annexes et un élément m'a intrigué », se remémore Peter. « Parmi les événements indésirables survenus chez les bébés figurait une analyse de plusieurs affections, notamment la jaunisse. La jaunisse est assez fréquente chez les nouveau-nés ; elle passe normalement toute seule. Mais parfois, elle peut s'avérer dangereuse – elle peut causer, rarement, des lésions cérébrales permanentes. Or j'ai remarqué que Pfizer avait codé la jaunisse de cinq manières différentes : "jaunisse", "jaunisse néonatale", "hyperbilirubinémie néonatale", "hyperbilirubinémie" et "augmentation de la bilirubine sanguine". De plus, ces effets avaient été disséminés dans les classements – dans un essai, on range les effets dans des "tiroirs" par catégorie. Là, j'ai trouvé ces jaunisses, étiquetées différemment, dans les catégories "hépatobiliaires" et "grossesse et puerpérale". Si vous avez une formation aux lettres classiques, vous comprendrez probablement que "hyperbilirubinémie" signifie exactement la même chose que "augmentation de la bilirubine sanguine". Le résultat de ces manœuvres sans nul doute délibérées a été de diluer (et de cacher) les chiffres. Je les ai repris dans un tableau et l'excès de jaunisses chez les bébés du groupe vacciné m'a sauté aux yeux. Non seulement cet excès était évident, mais en plus, la différence était statistiquement significative. Il se trouve que la jaunisse est plus fréquente chez les bébés prématurés. Or j'ai également constaté un excès de prématurité dans le groupe vacciné. »

Dissémination des cas de jaunisse au sein de l'essai de phase 2 de Pfizer

Terme employé	RSVpreF 120 µg (n = 79)	RSVpreF 120 µg avec adjuvants (n = 84)	RSVpreF 240 µg (n = 77)	RSVpreF 240 µg avec adjuvants (n = 85)	Total RSVpreF (n = 325) (%)	Placebo (n = 78) (%)	Risque relatif rapproché
Hyperbilirubinémie	4	7	1	7	19 (5,8)	4 (5,1)	1,15
Hyperbilirubinémie néonatale	0	0	1	0	1 (0,3)	1 (1,3)	
Jaunisse	9	6	4	8	27 (8,3)	1 (1,3)	7,10
Augmentation du taux sanguin de bilirubine	0	1	0	0	1 (0,3)	0	
Jaunisse néonatale	2	5	4	0	11 (3,4)	0	5,74
Bébé prématuré	4	4	3	3	14 (4,3)	1 (1,3)	3,47

On voit que les groupes recevant le vaccin étaient répartis en deux dosages (un de 120 et un de 240 µg) et que ces sous-groupes étaient eux-mêmes séparés en deux, l'un recevant la version avec adjuvants, l'autre sans. Le petit « n » correspond au nombre de patients du groupe.

On lit dans l'article du *NEJM* : « Les événements indésirables les plus fréquemment rapportés au cours du premier mois de vie comprenaient l'ictère néonatal ou l'hyperbilirubinémie… » mais sans évoquer la différence entre les deux groupes.

« J'ai remarqué que l'article commentait également les naissances prématurées (< 37 semaines), déclarant qu'elles étaient signalées comme un événement indésirable, quelle qu'en soit l'issue. On a dit aux lecteurs : “15 des 403 nourrissons (3,7 %) dans tous les groupes sont nés prématurément.” Ces naissances prématurées ont été classées comme événements indésirables graves. C'est fallacieux. Cachées dans les annexes de l'article se trouvaient des preuves montrant que les mères vaccinées étaient 3,5 fois plus susceptibles d'avoir un bébé né prématurément. Cela démontre à mon sens les compétences éditoriales des rédacteurs de l'essai, dont une employée de Pfizer, écrivaine fantôme et experte dans l'art de dissimuler les mauvaises nouvelles. Les rédacteurs réalisaient-ils pleinement l'importance de ces informations, en particulier pour les femmes volontaires pour des essais similaires ? J'ai décrit mes préoccupations dans un courriel envoyé aux éditeurs de la revue le 4 mai 2022 – le *NEJM* publie parfois des réactions à leurs articles. En juillet, j'ai envoyé un courriel à Alejandra Gurtman – une des auteures de l'étude, médecin chez Pfizer – pour lui demander quels tests de sécurité avaient été effectués sur des animaux gravides. Je n'ai obtenu aucune réponse à ce courriel. Au cours des deux années suivantes, nombre de mes envois sont ainsi restés sans réponse. »

Cet essai avait également pour objectif d'examiner le nombre de cas d'infections respiratoires par le VRS chez les bébés. Le diagnostic d'infection respiratoire chez les bébés a été déterminé par deux médecins prétendument indépendants, le Dr Erik Lamberth et la Dre Iona Munjal – tous deux employés de Pfizer[348].

Silence (ou dédain) des médecins auteurs

Peter reconnaît volontiers qu'être ainsi ignoré le heurte, « car autrefois les médecins communiquaient avec leurs collègues ». « Pourquoi les médecins impliqués dans les essais du vaccin VRS de Pfizer ne voudraient pas être utiles ? En octobre, j'ai partagé mes inquiétudes concernant la jaunisse néonatale, et plus tard les problèmes de prématurité, avec le Dr Kathleen Neuzil, qui est membre du comité de l'OMS qui évaluait la vaccination contre le VRS. Elle a au moins répondu en me remerciant. Plus tard, j'ai compris qu'elle avait participé aux essais cliniques de Pfizer et qu'elle était également bénéficiaire de la Fondation Gates[349]. »

Le *NEJM* a fait suivre le courriel du généraliste anglais avec les auteurs officiels des articles. « Ils ont fini par me faire parvenir une réponse condescendante – expliquant ce qu'est la jaunisse et affirmant penser que les données n'étaient pas valides car il y avait moins de jaunisses que prévu dans les deux groupes. Le *NEJM* “n'avait pas la place” de publier cette correspondance. »

Phase 3 : mais où est l'essai GSK ?

« J'ai continué à suivre les maillons de la chaîne et ai compris qu'un essai très similaire d'un vaccin maternel contre le VRS quasiment identique avait été brusquement interrompu en février 2022[350] », poursuit Peter. Les communiqués de presse de GSK indiquaient que la raison était un « signal de sécurité » (non précisé) – c'est un code pour « signal de danger ». Au début de l'essai, en novembre 2020, la société prévoyait de recruter 10 000 participants dans 24 pays. Seulement 5 328 personnes avaient été intégrées lorsque l'essai a été arrêté. Pour des raisons inexpliquées, il n'y avait qu'une seule participante du Royaume-Uni.

« La société n'a pas dit pourquoi elle mettait fin à l'essai… sauf à ses investisseurs étasuniens, informés quelques jours après l'annonce de l'arrêt qu'il s'agissait d'un problème lié à des naissances prématurées », déplore Peter. « Pour en avoir la confirmation, j'ai dû mener une démarche au nom du droit à l'information auprès de l'équivalent britannique de l'ANSM, la MHRA. Là, il était écrit que l'excès de naissances prématurées et de décès néonatals dans le groupe vacciné constituait le problème. Un secret bien gardé. »

Peter juge préoccupant que GSK n'ait pas informé le corps médical d'un lien suspecté entre son vaccin et les naissances prématurées. « La firme a cependant déclaré avoir informé les mères participant à l'étude et promis de continuer à suivre et à analyser les résultats. Aucun article n'a été publié avant mars 2024. Des présentations antérieures ont évoqué l'excès inattendu et statistiquement significatif de naissances prématurées et de décès néonatals dans le groupe vacciné[351]. Elle n'a pas pu expliquer le fait que le surnombre de naissances prématurées et de décès néonatals semble plus fréquent dans les pays à revenu faible ou intermédiaire. »

Un placebo… tout sauf neutre

Du côté de Pfizer, l'essai de phase 3[352] mené auprès de plus de 7 000 femmes enceintes a conduit à son approbation par les autorités réglementaires de plusieurs pays. Dans cet essai, commencé en

2020, la moitié des femmes ont reçu, entre la 24e et la 36e semaine de grossesse, le vaccin et les autres, une injection placebo, en théorie totalement inoffensive. L'objectif principal était de comparer le nombre de bébés développant des infections respiratoires de chaque groupe. Mais l'injection placebo contenait tous les conservateurs du vaccin actif – trométamol, chlorhydrate de trométamol, saccharose, mannitol, polysorbate 80, chlorure de sodium et acide chlorhydrique. Il n'y manquait que le RSVpreF.

« Est-il nécessaire et éthique d'injecter cela à qui que ce soit, *a fortiori* à une femme enceinte ? Je ne comprends pas cela », déplore Peter. « Une solution saline aurait été beaucoup plus sûre. » Les femmes enceintes ne semblaient pas au cœur des préoccupations de la firme. D'ailleurs, l'article du *NEJM* rapportant les résultats est titré : « Vaccin bivalent à préfusion F pendant la grossesse pour prévenir la maladie due au VRS chez les nourrissons ». Le protocole d'essai s'est concentré sur l'apparition d'infections respiratoires associées au VRS chez les bébés. L'étude aurait pu utilement examiner l'incidence de tous les types d'infections respiratoires. Et suivre plus attentivement les mères…

Peter rappelle que les essais cliniques de nouveaux médicaments ou vaccins doivent être préalablement approuvés par les autorités sanitaires et par des comités d'éthique. Cela comprend l'approbation du protocole et des formulaires de consentement éclairé signés par les volontaires. L'essai de phase 3 de Pfizer s'est déroulé dans 18 pays mais 45 % des femmes « volontaires », soit 3 353 participantes, se trouvaient aux États-Unis. Cinquante-sept des 112 sites étaient au Texas, sous la responsabilité de 21 enquêteurs. En Afrique du Sud, les centres ont recruté 964 mères et 196 pour ceux de Gambie, le plus petit pays d'Afrique de l'Ouest. En Australie, seulement 24 femmes se sont portées volontaires (dans 4 centres), 55 au Canada et 74 au Danemark. « Ce n'est pas surprenant : peu de femmes de ces pays voulaient servir de cobayes pendant leur grossesse », juge Peter. « Aux États-Unis, notamment en Floride, en Californie et au Texas, États à forte population hispanique, on assiste à une prolifération de centres d'essais cliniques. Un grand nombre de participants y sont régulièrement recrutés pour de nombreux essais ; beaucoup s'y enrôlent pour nourrir leur famille. Certains participants à cet essai ont reçu plus de 1 000 dollars, soit bien plus que ceux d'autres pays qui ont simplement été remboursés de leurs dépenses. De surcroît, ils recevaient 100 dollars de plus chaque fois que leur bébé toussait et qu'ils consultaient un médecin. Cette incitation financière aurait-elle pu fausser les résultats ? »

Le protocole de phase 3[353] stipule :

> *6.3.1. Insu du personnel du site d'étude. Cette étude est une étude à double insu, car l'apparence physique du RSVpreF et du placebo sera identique. La participante maternelle…, l'investigateur, le coordinateur de l'étude et tout le personnel du site sera sous insu.*

Jusqu'ici, tout va bien. Pfizer ne peut rien faire de plus pour garantir l'insu. Participants et investigateurs pourraient nourrir quelques suspicions au sujet du groupe auquel ils appartiennent, mais ne pourraient aboutir à aucune certitude à 100 %.

> *6.3.2. Insu du sponsor. Les membres de l'équipe d'étude restent sous insu tout au long de l'étude. Le personnel de laboratoire effectuant les tests sérologiques et virologiques reste également sous insu tout au long de l'étude.*

On voit surgir un problème potentiel. Tous les nourrissons des mères participant à l'essai ont reçu un numéro de référence à la naissance, en utilisant la convention suivante : l'identifiant du nourrisson participant sera celui de la mère participante, en remplaçant le cinquième chiffre par un 2 (par exemple, si la participante reçoit le numéro 10011001, le nourrisson portera alors le numéro 10012001).

> *8.10.3. Naissance (service de maternité). Un échantillon de sang de cordon d'environ 10 ml pour les évaluations d'immunogénicité doit également être collecté. Cet échantillon doit être étiqueté avec le numéro d'identification du nourrisson.*

C'est là que ça devient intéressant. Si l'on se réfère à l'essai précédent, celui de phase 2, les niveaux d'anticorps sanguins dirigés contre le virus étaient mesurés dans des échantillons de sang provenant du cordon ombilical à la naissance.

Si l'on se réfère au tableau S16 figurant dans les annexes[354], on lit :

Placebo	2 246 unités
RSVpreF 120 µg	31 479 unités

En d'autres termes, les niveaux d'anticorps des bébés étaient en moyenne environ 14 fois plus élevés si les mères avaient reçu le vaccin[355].

Jusqu'où l'insu se trouve-t-il protégé ? Nous avons vu que le seul identifiant porté sur l'échantillon de sang de cordon est l'étiquette avec le numéro d'identification du nourrisson. Mais le personnel de Pfizer peut, en analysant simplement le sang du cordon, déterminer à quel groupe appartient la mère. De même, le diagnostic d'infection par le VRS chez un enfant présentant des symptômes respiratoires repose sur les résultats du prélèvement par un écouvillon nasal. Ces tests auraient pu être réalisés dans des laboratoires certifiés proches de chaque centre d'essai, mais Pfizer a stipulé que, dans la mesure du possible, les échantillons devraient être envoyés à son laboratoire central à Pearl River, dans l'État de New York. C'est le même laboratoire où les niveaux d'anticorps étaient mesurés. On peut donc postuler que le personnel du laboratoire Pfizer était en mesure de déterminer avec précision quelles mères et quels bébés faisaient partie du groupe vacciné, et comparer ces données à l'identifiant des bébés qui avaient développé des infections pulmonaires à VRS.

Formulaire de consentement vicié

On ne sait pas pourquoi tant de femmes en Afrique du Sud et en Gambie étaient désireuses de participer. On sait que la Dre Beate Kampmann était l'investigatrice principale de l'essai en Gambie et l'auteure principale de l'article du *NEJM*. Certaines mères ont peut-être été rassurées par le libellé des formulaires de consentement éclairé : bizarrement, ce dernier affirmait qu'elles pouvaient subir des réactions indésirables au vaccin, mais pas leur bébé. La formulation précise était la suivante[356] : « Les risques associés au vaccin à l'étude (RSVpreF ou placebo) peuvent être ressentis par vous, mais pas par votre bébé, puisque votre bébé ne recevra pas directement le vaccin à l'étude ou le placebo. À ce jour, les études de toxicité chez l'animal et les essais cliniques chez l'homme de ce vaccin n'ont identifié aucun danger pour les femmes en âge de procréer ou les femmes enceintes ou leur fœtus/bébé. »

« Cette affirmation trompeuse a été traduite en plusieurs langues et a été approuvée par plusieurs comités d'éthique », dénonce le médecin. D'après lui, « cela montre clairement que les comités d'éthique ne sont pas adaptés à leurs objectifs. Outre le fait que les "études de toxicité chez les animaux" étaient tout à fait insuffisantes (lire p. 84), il est également incorrect d'affirmer que "les essais cliniques de ce vaccin chez l'homme n'ont identifié aucun danger pour les femmes en âge de procréer, les femmes enceintes ou leur fœtus/bébé". Nous avons en effet décrit comment les résultats de l'essai préalable de phase 2 de Pfizer semblent dissimuler un risque accru de jaunisse et de naissance prématurée ».

Modification du protocole

Le protocole d'essai a ensuite été modifié pour inclure les « événements indésirables d'intérêt particulier » (AESI) dans un nouveau paragraphe (8.3.8). Le principal AESI concernait les naissances prématurées. L'analyse intermédiaire de l'essai de phase 2 a examiné les données collectées jusqu'au 30 janvier 2020. Il s'agissait du rapport du Pr Eric Simões dans le *NEJM* (lire ci-après), qui affirmait que RSVpreF était « sans problèmes de sécurité évidents », mais qui montrait un triplement (4,6 % *versus* 1,3 %) des naissances prématurées chez les vaccinées. Et ce, alors que Pfizer avait pris toutes les précautions possibles pour limiter ce risque de prématurité : seules les femmes enceintes en bonne santé étaient éligibles pour participer à l'essai, et il apparaît que certaines femmes ayant déjà accouché prématurément ou ayant eu un enfant mort-né ont été exclues. Tout comme les femmes présentant « des complications ou anomalies actuelles de la grossesse au moment du consentement qui augmenteront le risque associé à la participation et à l'achèvement de l'étude », y compris, mais sans s'y limiter, les éléments suivants : prééclampsie, éclampsie ou hypertension gestationnelle incontrôlée. On ne sait pas exactement dans quelle mesure Pfizer pensait que le risque était accru pour les femmes atteintes de prééclampsie, etc., participant à l'essai.

Choisir le risque relatif plutôt que le risque absolu[104]

« Pfizer annonce les premières données positives de l'essai mondial de vaccination maternelle de phase 3[357] », titre triomphalement le communiqué de la firme en novembre 2022. « Une efficacité du vaccin de 81,8 % a été observée contre les maladies graves des voies respiratoires inférieures, dues au VRS, chez les nourrissons depuis la naissance jusqu'aux 90 premiers jours de la vie, avec une efficacité élevée de 69,4 % démontrée au cours des six premiers mois de la vie. »

« Pfizer a choisi de souligner l'efficacité relative, selon laquelle son vaccin est 81,9 % meilleur que le placebo, mais si, à partir des mêmes données, l'on calcule le bénéfice absolu, il est de 0,78 %[358] », tempère Peter. « Cela signifie aussi que pour éviter qu'un bébé ne soit atteint d'une grave infection pulmonaire à VRS, il faudrait que 128 mères soient vaccinées. Pour Pfizer, la Dre Iona Munjal a affirmé dans une présentation à la FDA en février 2023 que leur "vaccin expérimental RSVpreF était bien toléré avec un profil bénéfice-risque favorable pour les populations maternelles et leurs nouveau-nés[359]". À mon sens, cela est faux : aucun bénéfice n'a été démontré pour la population maternelle. Et dans cette étude, 201 bébés (5,6 %) sont nés prématurément de mères vaccinées contre 169 bébés (4,7 %) dans le groupe placebo. Cela n'est peut-être pas statistiquement significatif, mais on imagine bien que pour les mères concernées, ce sera très significatif. »

Pfizer n'a pas répondu lorsqu'on l'a interrogé sur une éventuelle augmentation des naissances prématurées associée au vaccin dans ses deux essais, mais a déclaré au *BMJ* qu'« aucun déséquilibre des décès néonatals n'a été observé » dans son essai de phase 3[360].

Parmi les scientifiques impliqués dans le développement de vaccins contre le VRS, le Pr Eric Simões occupe une place importante. Il a consacré presque toute sa vie professionnelle à ce domaine, devenant un leader d'opinion très recherché par l'industrie pharmaceutique. Il est actuellement professeur de pédiatrie au Colorado, aux États-Unis[361]. Il a été l'un des principaux auteurs de la phase 2 de Pfizer présentée dans le *NEJM*, investigateur pour les essais cliniques de phase 2 et de phase 3 de la firme.

Parallèlement, Simões était également membre rémunéré du Comité indépendant de surveillance et de suivi (IDMC) mis en place pour l'essai de phase 3 de GSK. Ce comité a demandé à GSK de mettre fin à son essai lorsque les dangers des naissances prématurées et des décès néonatals sont devenus évidents. « Je rappelle que les deux vaccins, GSK et Pfizer, RSVpreF et RSVpreF3, sont pratiquement identiques et devraient avoir les mêmes caractéristiques. Ils étaient d'ailleurs en concurrence pour le même marché, avec la même indication. » Nous avons demandé à GSK si le Pr Simões était bien membre de l'IDMC, ce que la firme nous a confirmé.

Les femmes enceintes ont-elles été averties du danger ?

« Donc Simões et son IDMC ont ordonné l'arrêt de l'essai GSK le 18 février 2022, lorsque le signal de danger a été reconnu », résume Peter. « Son essai Pfizer de phase 3 avait débuté le 17 juin 2020 et s'était poursuivi jusqu'au 27 octobre 2023, après l'identification du problème GSK. Pfizer connaissait-il les inquiétudes concernant le vaccin GSK ? Les femmes participant à leurs essais n'auraient-elles pas dû être informées d'un problème avec un vaccin similaire ? Il peut être scientifiquement dangereux de sélectionner des résultats limités dans les études, en particulier lorsque le choix des indicateurs suivis au cours de l'essai n'était pas défini à l'avance, ou lorsqu'il s'agit de chiffres peu élevés. Par exemple, 11 naissances avant 34 semaines de grossesse sous placebo *versus* 20 pour les mères vaccinées : certes, c'est le double, mais sur un total de 7 000 femmes, l'interprétation n'est pas évidente. »

Cependant, les données de l'évaluation par l'AEM – qui ne figurent pas dans l'article de la revue – montrent de mauvais résultats en termes d'efficacité du vaccin Pfizer[362] en Gambie et en Afrique du Sud. Précisément des pays « à revenu faible ou intermédiaire » où ce vaccin devait s'avérer le plus bénéfique. « J'ai écrit au comité de la FDA qui devait décider d'approuver ou non le vaccin VRS de Pfizer, soulignant le problème de la prématurité ainsi que l'augmentation de la prééclampsie. Je crois qu'ils n'étaient pas au courant. La plupart des membres du comité étaient des pédiatres et des experts en maladies infectieuses et non des obstétriciens. »

En août 2023, le vaccin maternel anti-VRS de Pfizer, Abrysvo, a été autorisé aux États-Unis, et recommandé. Le Beyfortus y est également recommandé comme alternative au vaccin. La notice de l'Abrysvo[363] comporte une section (5.1) intitulée : « Risque potentiel de naissance prématurée ». Le gendarme étasunien préconise, en conséquence, une administration entre 32 et 36 semaines de grossesse. Au Royaume-Uni, la fenêtre a été définie entre la 28e et la 36e semaine, dans l'UE, de 24 à 36 semaines. La plupart des pays dotés de programmes pédiatriques d'immunisation ont opté pour une administration de Beyfortus aux nouveau-nés plutôt que pour une vaccination des futures mères avec l'Abrysvo. Seule exception : le Royaume-Uni, où seul l'Abrysvo est proposé.

Des réponses en... 2031 ?

« En guise de compromis, Pfizer doit effectuer une surveillance post-commercialisation approfondie pour s'assurer que son produit est sûr, mais ce sera trop tard », déplore Peter. « D'autant que la firme ne sera pas tenue de communiquer les résultats à la FDA avant 2031[364]. Quant aux régulateurs européens, ils n'ont pas semblé se préoccuper de ce problème des naissances prématurées qui a conduit à l'arrêt d'un essai vaccinal similaire et s'est manifesté, dans une moindre mesure, dans tous les autres essais. Par ailleurs, aucune de ces études n'a rapporté l'effet de l'allaitement maternel sur l'efficacité du vaccin. Des études antérieures ont suggéré que l'allaitement maternel pouvait réduire de moitié l'incidence ou la gravité de la maladie due au VRS, ce qui suggère que la vaccination pourrait avoir moins d'avantages chez les mères qui envisagent d'allaiter[365]. »

L'OMS, avec le financement de la BMGF, a prévu de lancer une « étude d'impact » sur l'Abrysvo de Pfizer auprès de 10 000 femmes enceintes, fin 2024, dans les pays à revenu faible et intermédiaire, principalement en Afrique. Peter reprend : « L'éthique de cet essai m'apparaît douteuse compte tenu de l'efficacité contestable de ce produit dans la prévention de la bronchiolite, du risque potentiellement accru d'accouchement prématuré démontré dans plusieurs études et des difficultés liées à l'obtention d'un consentement éclairé compte tenu de ces inquiétudes[366]. »

Au vu de ces éléments, le généraliste trouve contestable la subvention accordée par la BMGF à la prestigieuse London School of Hygiene & Tropical Medicine pour un projet « visant à faire progresser l'introduction de vaccins maternels contre l'infection par le virus respiratoire syncytial (VRS) dans les régions à revenu bas et intermédiaire[367,368] ». Avant de la faire progresser, il conviendrait de s'assurer que sa balance bénéfice-risque est positive…

La bataille vaccin VRS/anticorps monoclonal

Lorsque nous nous sommes lancés dans l'écriture de ce livre, nous avons décidé de ne pas discuter du nirsévimab (Beyfortus) produit conjointement par AstraZeneca et Sanofi. Contentons-nous de quelques mots. Il ne s'agit pas d'un vaccin mais d'un anticorps monoclonal – de la famille des médicaments dits « biologiques », produits en laboratoire par des lignées de cellules. Il est administré par injection aux bébés. Bien qu'il soit un peu tôt pour se prononcer sur son innocuité et son efficacité, il a été accepté dans de nombreux pays – États-Unis, France, Luxembourg, Espagne, Chili, Irlande, Allemagne, certains États australiens, etc. Les premiers rapports ont été encourageants dans la mesure où moins d'enfants traités ont été admis dans les hôpitaux avec bronchiolite. En France, quelques rapports d'Hélène Banoun ont décrit une augmentation des décès néonatals après l'introduction du vaccin[369] : ils n'ont pas été confirmés. « Ma préoccupation est que les bébés reçoivent ce traitement dès le premier jour de leur vie, alors que l'âge moyen des bébés participant aux essais cliniques s'établissait autour de 10 semaines », relève Peter. « Jusqu'à présent, aucun anticorps monoclonal n'avait été administré à des bébés aussi jeunes. On ne sait rien des effets à long terme de ces produits. Par ailleurs, ils coûtent très cher... »

Enfin, l'autorisation quasi simultanée de trois nouveaux produits contre le VRS a entraîné des confusions, ce qui était prévisible. Des bébés ont ainsi reçu par erreur le vaccin prévu pour les personnes âgées, tandis que des femmes enceintes recevaient, au lieu de l'Abrysvo de Pfizer, l'Arexvy de GSK – celui dont les essais cliniques sur les femmes enceintes ont dû être arrêtés à cause des naissances prématurées et décès néonatals[370].

« En résumé, le VRS représente un concentré des méthodes actuelles de l'industrie pour lancer un nouveau produit », s'attriste Peter. « Grâce à des campagnes pour instiller la peur et "lancer" une maladie, on crée une pseudo-urgence qui entraîne une prétendue demande de traitement d'une pathologie mineure. Les possibles effets indésirables dudit traitement ne sont pas suffisamment évalués. Les régulateurs, dans la main de l'industrie, se hâtent de procéder à des évaluations insuffisantes, et c'est au premier qui approuvera le produit. Et la charge médicamenteuse globale continue à s'alourdir. »

Protéger les femmes enceintes

L'histoire de cette vaccination maternelle contre le VRS pose aussi la question des essais cliniques sur les femmes enceintes, dès lors que, comme nous l'avons vu, l'industrie souhaite ouvrir ce « marché » aux médicaments et aux vaccins. Les conditions dans lesquelles les femmes enceintes acceptent d'entrer dans un essai peuvent s'avérer douteuses. Dans certains pays, s'enrôler constitue une façon, pour les personnes qui n'ont pas accès aux soins, de bénéficier d'un contrôle échographique de routine. On sait aussi que certains volontaires pour des essais n'y participent que pour pouvoir nourrir leur famille

– c'est notamment fréquent dans les régions des États-Unis qui concentrent des populations d'origine hispanique. Les volontaires texans de l'essai de Pfizer sur le VRS recevaient 1 000 dollars.

Imaginons un autre scénario. Une femme enceinte se rend chez son médecin pour un contrôle. La main encore posée sur son ventre, il lui propose de participer à une étude pour protéger son bébé à naître d'un virus potentiellement dangereux. Lui semblera-t-il aisé de répondre : « Non, merci » ? Surtout si le formulaire de consentement lui assure que le produit ne peut aucunement nuire à son bébé. Et que, si elle ne sait pas lire, elle peut marquer son consentement en apposant l'empreinte de son pouce. Même avec une formation scientifique poussée, il est difficile de saisir les bénéfices attendus et les risques encourus – dont la prématurité – lors d'un essai clinique comme celui sur le VRS. Comment s'assurer que ces enjeux sont correctement présentés à une personne illettrée ?

Les campagnes de l'industrie ciblent souvent les femmes. Récemment, plusieurs visaient à les « informer » des dangers du VRS, en présentant en général des cas graves, des histoires tragiques – dans les faits, très rares[371]. Ces campagnes ne mentionnent jamais le rôle protecteur de l'allaitement, pourtant bien établi, et ne précisent pas qu'il n'existe aucune preuve que le vaccin VRS sauve des vies.

Ces dernières années a également fleuri un discours qui nous semble instrumentaliser la lutte pour l'« empouvoirement » des femmes. Certains chercheurs protestent ainsi contre le manque d'essais cliniques sur les femmes enceintes et allaitantes, à l'origine d'un manque de données qu'ils estiment dommageable, car il les empêche de prendre, en concertation avec leur médecin, des décisions informées sur leur santé. Ils appellent donc à la réalisation de nombreux essais sur cette population[372]. En théorie, le raisonnement paraît se tenir, mais nous doutons fortement de l'éthique de tels essais : comment justifier d'exposer à des effets indésirables potentiellement graves des femmes enceintes et des bébés à naître ou nouveau-nés ? La seule option défendable passerait par une amélioration considérable des tests de sécurité.

ANTIDÉPRESSEURS : LE PROCHAIN MEDIATOR ?

Le titre de ce chapitre paraîtra sans doute provocateur à certains, nous espérons qu'ils ne nous en tiendront pas rigueur. Notre but n'est pas de choquer mais de réveiller les consciences, en faisant part de notre conviction : la surmédication psychiatrique atteint des proportions délirantes, au point de raccourcir nos vies et d'en affecter profondément la qualité (lire p. 43). Nous sommes, de plus, effarés de constater qu'elle touche particulièrement les enfants et les adolescents, chez qui elle comporte énormément de risques et très peu de bénéfices. Nous avons dédié ce livre à Sayo, dont l'histoire se trouve relatée en début de chapitre. Nous évoquerons plus brièvement d'autres jeunes qui ont perdu, ou failli perdre, la vie, à cause de prescriptions psychiatriques injustifiées – et, dans deux cas, de diagnostics de bipolarité erronés – et le combat que des familles et des survivants mènent pour éviter que de telles tragédies se reproduisent.

Sayo, morte à 23 ans, victime d'une « cascade médicamenteuse »

> *(La nuit du 23 au 24 octobre 2018, un mois et demi avant sa mort, Sayo a enregistré plusieurs messages à destination de ses proches. En voici un premier extrait. D'autres, tirés de cette série d'enregistrements, se trouvent en italique dans les pages ci-après.)*
>
> *« Ça s'entend, ma voix est fragile parce que je deviens de plus en plus fragile et j'ai de moins en moins de force. J'ai de moins en moins de force intérieure morale. Avant, j'avais un peu d'énergie, peut-être un peu de joie de vivre. Et j'étais jeune. Je me disais : c'est génial ! Chaque année, je vais découvrir quelque chose de nouveau, nouveau. Et en fait, là maintenant, je me dis chaque année, plus j'avance dans la vie, plus je souffre. De plus en plus chaque jour. Et je ne sais pas pourquoi.*
> *Moi c'est ça ce qui me manque, la persévérance, et du courage.*

J'ai pas le courage de pouvoir continuer dans la vie parce que je suis lâche et parce que je suis faible. Personne, personne ne peut se dire dans la rue cette fille est vraiment malheureuse et je sais même pas pourquoi j'ai tellement ce mal-être, tellement, je souffre tellement intérieurement. »

Si l'expression n'était pas galvaudée, on pourrait décrire les quatre dernières années de la vie de Sayo comme une descente aux enfers. Au fil des mois, la jeune fille est devenue méconnaissable.

À l'adolescence, elle a traversé une phase difficile ; ses parents, Kumi et Christophe, sont intervenus dès qu'ils ont perçu ce malaise, « comme une prévention, pour éviter qu'elle déprime », précise Kumi. En toute confiance, ils l'ont emmenée consulter des pédopsychiatres et psychiatres franciliens renommés et reconnus. Impuissants, ils ont alors vu Sayo plonger de plus en plus profondément dans la dépression et le désespoir. À partir du moment où les traitements ont commencé, elle a multiplié les tentatives de suicide. Mais quand ses parents ont remis en question les traitements, ils n'ont pas été entendus.

Entre juin 2014, période de sa première « vraie » prise en charge par la psychiatrie, et le 14 décembre 2018, date de son décès à l'âge de 23 ans, l'état de Sayo n'a cessé de se dégrader. L'histoire de cette jeune Franco-Japonaise, née et élevée en Île-de-France, résonnera chez de nombreux parents de jeunes victimes. Les « cascades médicamenteuses », à l'image de celle qui lui a coûté la vie, sont devenues monnaie courante.

« Nous avons découvert après le décès que, durant la nuit du 23 au 24 octobre 2018, Sayo avait enregistré des messages – certains adressés à nous, ses parents, d'autres à sa sœur, d'autres à son petit ami – et des morceaux de chansons en s'accompagnant à la guitare », relate Kumi. « En tout, trois heures d'enregistrement. Je l'ai écouté une seule fois, à peu près trois mois après. On entend à la fois son souhait de s'en sortir et son envie de se suicider à cause de sa souffrance. Elle parle de son désespoir, de sa culpabilité, de son dégoût d'elle-même… Tout ça sans comprendre pourquoi elle est devenue ainsi. Quand elle s'est enregistrée, cela faisait plus de trois ans qu'elle était sous des traitements forts, elle se trouvait dans un état désastreux. Les médicaments l'avaient détruite : pour nous, ses proches, elle était méconnaissable. »

Anxiété au lycée

« Très gaie et curieuse de tout, Sayo a connu une enfance sans difficultés particulières », se remémore Christophe. « Au lycée, elle a commencé à manifester du stress et de l'anxiété, notamment à cause des réseaux sociaux. Des tensions sont apparues à la maison. »

En mars 2013, Sayo a 17 ans et suit sa classe de terminale. Pour l'aider à maîtriser son anxiété, des proches conseillent à ses parents de l'inscrire à des ateliers de psychothérapie dans un centre d'accueil pour adolescents dépendant de l'hôpital public, pendant les vacances de Pâques. La famille ne réalise pas qu'il s'agit en fait d'une unité psychiatrique pour les jeunes. Sayo la quitte au bout de cinq jours tant l'état de certains pensionnaires l'effraie. Le médecin-chef de l'établissement, le Dr J., lui prescrit un mois d'un antihistaminique (anxiolytique léger), l'hydroxyzine (Atarax). Il ne fournit aucun diagnostic ni explication à sa patiente et à ses parents, se contentant d'affirmer que le médicament est « très léger » et de recommander à la jeune fille une pédopsychiatre, la Dre N. Il néglige de préciser que cette dernière est son épouse à la ville. Sayo ne prend pas rendez-vous, elle semble aller mieux.

Pendant un an et demi, elle reprend le cours de son existence, sans aucun suivi. Elle réussit son bac avec une mention « bien » et s'inscrit à l'Inalco pour suivre des études de japonais. Le cursus ne correspond pas à ses attentes : elle arrête au bout de trois mois. Un peu désorientée, aux prises avec des doutes au sujet de son avenir, elle décide de consulter la Dre N.

Le contact passe plutôt bien avec la Dre N., que Sayo voit à plusieurs reprises. Elle se confie à ce médecin comme à une psychothérapeute, évoque ses questionnements pour sa carrière future, ses relations avec sa famille et ses amis… En juin 2014, l'anxiété de Sayo augmente avec l'imminence de son départ au Japon pour un an, pour un projet de chant. Alors qu'elle ne va pas revoir sa patiente pendant un an, la Dre N. lui prescrit un antidépresseur, l'escitalopram (10 mg/jour), plus un somnifère, le zopiclone, et à nouveau de l'hydroxyzine pour 3 mois.

Ressenti d'échec

Sayo s'envole pour le Japon, où elle ne prend pas vraiment le traitement, d'autant qu'elle s'adapte facilement à son nouvel environnement. Mais malheureusement, le projet de chant ne se déroule pas comme prévu. Quand elle rentre à Paris sept mois plus tard, en janvier 2015, Sayo rumine ce qu'elle ressent comme un échec. Elle culpabilise d'avoir « perdu un an ». En juin, elle décide de revoir la Dre N., mais cette dernière est partie en congé de maternité. Sayo reprend les consultations avec son remplaçant, le Dr E. Dès le troisième rendez-vous, il prescrit du zopiclone.

Le zopiclone ne réussit pas à Sayo, qui semble plus déprimée et plus triste qu'avant. Fin juillet 2015, le Dr E. lui fait reprendre l'escitalopram, en plus des autres molécules. Elle continue les séances avec lui.

En septembre 2015, elle s'inscrit en fac d'histoire et commence son cursus. Le 13 novembre, une série d'attentats sont perpétrés à Paris et à Saint-Denis. Sayo est profondément choquée, son lycée est tout près d'un des sites touchés. La Dre N. reprend son suivi. Elle maintient le zopiclone et y ajoute de l'alprazolam (un tranquillisant de la famille des benzodiazépines) et de la quétiapine (un neuroleptique, ou « antipsychotique ») le 16 décembre. Les benzodiazépines sont connues pour créer des accoutumances fortes et rapides, parfois en seulement 15 jours d'utilisation. Quant aux neuroleptiques, ce sont des traitements lourds, dont les indications habituelles sont les psychoses, notamment la schizophrénie, la bipolarité et certaines dépressions.

Voyant Sayo de plus en plus mal, perdue, hébétée, abattue, ses parents l'emmènent dans un gîte à la campagne fin janvier 2016. « Auparavant, cela la détendait, l'apaisait », se remémore Christophe.

« Pas cette fois-là. Nous sommes restés quatre ou cinq jours, pendant lesquels son attitude n'a cessé de nous surprendre. Elle restait plutôt mutique, semblait calme, en apparence, mais tout en donnant l'impression qu'elle bouillonnait à l'intérieur. Quelque chose de sous-jacent. »

Le 29 janvier, trouvant Sayo debout dans l'atrium du gîte, dans un état d'hébétude, Christophe et Kumi comprennent qu'elle a pris une dose massive de médicaments. « Nous percevons qu'il ne s'agit pas d'un geste de colère, mais plutôt d'un acte accompli comme détachée d'elle-même, dissocié de sa propre volonté, voire de sa conscience », témoignent-ils. Ils foncent aux urgences.

« Dépression, anhédonie... »

Le compte rendu des urgences énumère : « 25 atarax, 2 alprazolam, 22 prazepam il y a 5 heures – consciente, vaseuse. » Plus bas : « Dépression, anhédonie[373] [*ce dernier mot souligné deux fois*], crises d'angoisse, troubles de panique (agoraphobie). » Sayo affirme n'avoir pas souhaité attenter à sa vie. Les parents entendent la psychiatre de garde, la Dre M., évoquer « la pauvre jeune fille qui a fait une TS [tentative de suicide] ». Le personnel du service leur parle d'une « IMV » – intoxication médicamenteuse volontaire. Ils sont choqués et désorientés. À plusieurs reprises, l'équipe soignante cherche à joindre la Dre N., sans succès. Les parents n'y parviennent pas non plus, ni le jour même ni les jours suivants. Étant donné la gravité de la situation, la famille est en colère de n'avoir aucune nouvelle de la psychiatre censée assurer le suivi de Sayo. La Dre M. propose que la jeune fille vienne désormais la consulter elle, à l'hôpital.

Sayo quitte l'hôpital le lendemain. Elle reçoit de nouveau une ordonnance pour un puissant neuroleptique, la quétiapine, et commence les séances avec la Dre M. en février 2016. Cette dernière remplace la quétiapine par un antidépresseur de la famille des ISRS, la fluoxétine (à forte dose : 60 mg par jour), tout en maintenant le zopiclone. Rapidement, le médecin affirme que Sayo est bipolaire. Ses parents ne comprennent pas : leur fille n'a jamais manifesté de comportement cyclothymique, ni présenté d'épisode de manie ou d'exaltation. Fin mars, la Dre M. prescrit du lithium à Sayo, en lui annonçant qu'elle devra le prendre à vie. Elle maintient la fluoxétine et le zopiclone. Ces trois molécules sont represcrites régulièrement au cours du printemps et de l'été.

Un cycle infernal de tentatives de suicide, épisodes de désespoir et de dépression, phases de manie commence. Autant de symptômes que Sayo n'avait jamais présentés avant les traitements.

En septembre 2016, Sayo a 21 ans. Elle retourne à la fac mais, dès le mois d'octobre, la Dre M. doit lui établir un certificat d'absence, à sa demande. Car Sayo s'est découverte incapable de suivre les cours et encore plus de passer des examens.

Psychostimulant acheté sur Internet

En décembre, la Dre M. note dans le dossier de Sayo « absence d'idées noires ou suicidaires ». Mais la jeune fille n'a plus goût à rien. Elle n'arrive pas à se lever le matin pour aller à la fac, se sent épuisée en permanence. Elle se procure sur Internet du Modafinil, un puissant psychostimulant réservé, dans l'UE, aux cas de narcolepsie. Les prescriptions de lithium, de zopiclone et de fluoxétine continuent, avec de l'alprazolam à prendre en cas de crise d'angoisse.

> *(À sa sœur) « C'est plus fort que moi-même de me détruire. Je sais pas pourquoi. [...] Tu vis ta vie, tu vis vraiment la vie et t'aimes la vie.*
> *Et je t'envie pour ça. Parce que moi je n'aime pas la vie et je suis une personne dégueulasse. »*

Le 7 décembre 2017, Sayo absorbe plusieurs dizaines de comprimés d'alprazolam. Le médecin des urgences, le Dr A., note dans son dossier : « Absence d'intentionnalité du geste. » Dès le lendemain, Sayo est hospitalisée dans le service de la Dre M. Elle en fugue au bout de deux jours, non sans avoir reçu de l'aripiprazole, un puissant neuroleptique de deuxième génération, et une autre benzodiazépine (tranquillisant), le diazépam. Le compte rendu d'hospitalisation porte la mention « sans volonté suicidaire d'après la patiente ».

Le 6 février 2017, la Dre M. note « prise de Modafinil depuis décembre, psychostimulant acheté sur le Net. [*Un griffonnement illisible*] boulimique, vomissements tous les jours – Autoscarifications superficielles [*sic*] suite à une [*sic*] conflit avec les parents ».

Désemparés, Kumi et Christophe voient Sayo sortir beaucoup plus qu'avant. Elle se met à fumer et passe d'une consommation d'alcool occasionnelle et festive à l'absorption fréquente d'alcool en plus grandes quantités. Les parents ne reconnaissent pas leur fille.

Deux tentatives de suicide en quatre jours

En avril 2017, elle fait deux « IMV » à quatre jours d'intervalle. Elle sort d'une semaine d'hospitalisation avec une prescription pour de la fluoxétine, de l'alprazolam, du lithium et du zopiclone. Là encore, elle a assuré aux soignants qu'elle ne voulait pas attenter à ses jours, qu'elle regrette son geste, n'a pas d'idées noires. Mais elle commence à scarifier ses bras.

En juin 2017, Sayo a 22 ans. Elle part au Canada pour un programme d'études. Sans en référer à personne, elle arrête tous ses traitements, espérant ainsi se sentir mieux. Personne ne l'a prévenue qu'un arrêt brutal des psychotropes peut entraîner un fort rebond des symptômes psychiatriques et l'apparition d'une foule de problèmes physiques et psychiques. Elle est de plus en plus agitée, se scarifie, abuse de l'alcool, consomme des drogues. Elle finit par être hospitalisée en psychiatrie à Montréal. Elle déclare que l'arrêt de ses traitements l'a rendue malade, pense qu'elle ne peut pas vivre sans médicaments.

Début août, son père vient la chercher et la ramène au domicile familial. Il la trouve très triste et déprimée. Une dizaine de jours passent sans que l'état de la jeune fille s'améliore. Elle part un soir en déclarant à ses parents qu'elle a commandé un Uber pour se rendre chez son petit ami. En réalité, Sayo a sauté dans la Seine. Sauvée par un policier et par un passant, elle est emmenée aux urgences d'un grand hôpital de la région parisienne.

« Je suis un légume »

Elle est admise dans une maison de santé où elle séjourne une semaine. Elle entame une thérapie avec une psychologue, Mme D. C'est la première fois qu'elle est réellement en psychothérapie, alors que son état est déjà très dégradé par les médicaments.

> *« Je suis un légume et donc naturellement j'ai aucune volonté et aucun courage. »*

À la rentrée 2017, la Dre M. reprend les consultations avec Sayo, en parallèle du suivi de Mme D. Elle est encore sous neuroleptique et benzodiazépine. Elle ne supporte pas son état, veut sortir de sa situation, reprendre ses études, travailler. Épuisée, incapable de se concentrer, elle ne tient que trois semaines dans le job de vendeuse qu'elle a trouvé. Seul point positif : la psychothérapie semble lui faire du bien.

Le 20 octobre 2017, elle prend 12 comprimés de benzodiazépine. C'est sa cinquième « IMV ». Aux urgences, elle affirme n'avoir pas eu l'intention de se suicider. Le 7 décembre, elle déclare à la Dre M. que quand elle prend le métro, elle a l'impression qu'elle n'arrivera pas à s'empêcher de sauter sur les rails à l'arrivée de la rame. Une semaine plus tard, à la consultation suivante, le médecin observe des « troubles du comportement » associés à de l'« auto-agressivité » et décide d'une hospitalisation sous contrainte. L'interne en psychiatrie, le Dr C., maintient la benzodiazépine et ajoute à la quétiapine un deuxième neuroleptique, la cyamémazine. Quand Kumi et Christophe viennent voir leur fille à l'hôpital, ils constatent qu'elle se trouve dans un état psychique très dégradé. Elle ne parvient pas à mettre un pied devant l'autre pour marcher, s'exprime avec difficulté ; elle arrive à dire que ce sont les traitements qui la rendent incapable de parler et de bouger et qu'elle a été attachée à son arrivée.

Négation des effets indésirables

Le Dr C. reprend le suivi de Sayo à sa sortie de l'hôpital. Dans la nuit du 22 janvier 2018, elle fait sa sixième « IMV ». En février, Kumi, inquiète de la lourdeur des prescriptions, pose au Dr C. la question des effets indésirables et de la dépendance. Le médecin en nie l'existence. Début février, les parents décident de trouver une clinique pour aider Sayo à arrêter les psychotropes. Les parents sentent que les traitements la détruisent physiquement et psychologiquement ; ils demandent une diminution ou un arrêt. La consommation d'alcool et de tabac de Sayo ne cesse d'augmenter. En mars, Christophe interpelle le Dr C. sur la dépendance de la jeune fille aux traitements psychotropes. En avril, le médecin fait arrêter brutalement la quétiapine à Sayo, augmente l'autre neuroleptique (cyamémazine) et lui fait reprendre le lithium.

Fin mai, Sayo se plaint au Dr C. des tremblements qui ont commencé à apparaître. Elle dit ressentir aussi la perte de ses facultés cognitives. Deux jours après le rendez-vous, elle absorbe sept ou huit comprimés de cyamémazine avec un verre de vin. Elle est somnolente. C'est sa septième « IMV », elle affirme toujours n'avoir pas voulu se supprimer. « Elle avait alors la volonté de s'en sortir », se souvient Kumi. « Elle faisait du yoga, du sport, de la méditation… mais cela ne suffisait pas à compenser les effets des traitements forts qu'elle prenait. » Le 21 juin, Sayo se sépare de son petit ami. Son état ne cesse d'empirer. Elle se scarifie les bras. Elle est à nouveau hospitalisée sous contrainte. Cinq jours après son arrivée dans le service, le Dr C. supprime abruptement la cyamémazine et ajoute une benzodiazépine, un somnifère et à nouveau de l'escitalopram. Mi-juillet, la cyamémazine est de retour sur l'ordonnance. Sayo a du mal à tenir les objets, ses mains tremblent. Elle dit souvent qu'elle n'était pas comme ça avant, elle ne comprend pas comment elle s'est retrouvée dans cet état, cela l'attriste énormément.

> *(Enregistrement destiné à son petit ami) « Tu peux pas savoir à quel point je t'aime. Et je ne veux plus te faire souffrir. Et je sais que je sais qu'on sera jamais mariés. Et que j'aurai jamais*

d'enfant. [...] Parce que tu ne pourras pas vivre avec une femme, une fille ou une femme comme moi qui a autant de problèmes parce que tu n'en peux plus. Moi la seule chose qui me garde en vie, c'est d'avoir des enfants avec toi et avoir une famille. J'ai passé aussi des super bons moments avec toi. Et chaque semaine, ma motivation, c'était de te voir, faire du sport pour être belle devant toi et te voir. [...] L'homme de ma vie.
Quand je suis avec toi, je suis super heureuse. Et donc je ne comprends pas pourquoi. Pourquoi j'ai ce mal-être, pourquoi je suis si malheureuse et pourquoi j'ai pas envie de continuer. [...] Mais je sais que [...] toi et moi, ça ne va pas durer. Et je veux plus continuer dans la vie. »

En septembre 2018, Sayo s'inscrit à nouveau à la fac en japonais. À la fin de ce mois, elle prend pour la première fois de la cocaïne au cours d'une soirée chez des amis. La drogue la rend malade, elle dit qu'elle n'en reprendra jamais.

La cocaïne pour compenser l'effet des médicaments

Sayo déclare à ses proches ressentir que sa situation ne cesse d'empirer et que les médicaments lui font perdre ses facultés intellectuelles. Le médecin ne semble pas conscient de cela et estime qu'il n'y a pas de lien entre ses prescriptions et la cocaïne, que la jeune fille a recommencé à consommer. Deux jours plus tard, huitième « IMV », Sayo a pris 12 comprimés de lithium avec de l'alcool. Elle est à nouveau hospitalisée. Aucun soignant n'établit de lien entre la prise de cocaïne et les traitements. À sa sortie, elle continue à voir le Dr C., qui ne modifie rien à l'ordonnance.

(À son petit ami, évoquant la cocaïne) : « Je suis devenue super accro à ça parce que ça me donne de l'énergie et j'avais l'impression d'être une nouvelle personne, quoi. Mais je ne contrôle pas. Tous les jours, tous les jours, j'ai envie de me détruire et tous les jours me disent : Est-ce que j'ai vraiment envie de vivre ? »
« Et moi, au fond, il y a une partie de moi au fond qui me dit je peux être différente, je peux changer, je peux vivre sans

le médicament, sans tous mes démons et je peux un jour être la femme parfaite. Et je sens que... je sens que je suis en train de perdre. Est-ce que j'ai gâché la plus belle chose de ma vie ? Et je me dis putain mais à chaque fois je gâche tout. C'est plus fort que moi. J'ai envie de tout gâcher. »

« Le 23 octobre est mon anniversaire : j'ai emmené Sayo au restaurant pour tenter de lui changer les idées », confie Kumi. « Mais elle était mal. C'est au cours de cette nuit qu'elle a enregistré ses messages. J'ai été réveillée le 24 au matin par un appel de Christophe. Le petit ami de Sayo l'avait prévenu qu'elle risquait de faire une tentative de suicide. Quand j'ai rejoint Sayo dans le salon, elle était au téléphone, au bord de la crise de nerfs. J'ai essayé de la calmer mais elle a mis une plaquette de lithium dans sa bouche. Je me suis presque battue avec elle pour la lui retirer. Puis tout s'est accéléré, je crois qu'elle a foncé vers le balcon pour sauter. Je l'ai tirée vers l'intérieur de toutes mes forces. On a appelé une ambulance, qui l'a emmenée à l'hôpital. »

Sayo a absorbé du lithium, de la cyamémazine et 2 grammes de cocaïne. Placée en coma artificiel, elle reste deux jours en réanimation, puis sort avec la consigne d'arrêter l'escitalopram, le diazépam et le somnifère et de garder le lithium additionné d'une autre benzodiazépine et de cyamémazine. Elle a à nouveau assuré aux soignants qu'elle ne souhaitait pas mourir. « C'était la deuxième fois qu'elle atterrissait aux urgences de ce grand hôpital de la région parisienne pour une IMV – sa neuvième – à cause d'une prise de psychotropes assortie de cocaïne, mais malgré son état de dépendance, aucune prise en charge en addictologie n'a été proposée à Sayo, malgré notre demande », regrette Christophe.

Le 31 octobre, elle se montre très agressive. « Nous nous sommes demandé si c'était le manque de cocaïne », raconte Kumi. Christophe et Kumi font le siège du chef du service d'addictologie pour obtenir un rendez-vous pour leur fille. Sayo est reçue par un psychiatre addictologue de l'Assistance publique-Hôpitaux de Paris (AP-HP), le Dr S. Il prescrit une reprise progressive du lithium, un antidépresseur (escitalopram) et note la cyamémazine « en cas d'angoisse, jusqu'à trois comprimés par jour ».

« En attendant à l'extérieur, nous avons croisé la Dre M., qui n'a pas bronché, ne s'est même pas adressée à nous pour savoir la raison de notre rendez-vous avec son chef », relate Christophe. « C'était froid et violent. J'ai vraiment eu l'impression que les médecins refusent de regarder en face la toxicomanie médicamenteuse de leurs patients. »

Projet de cure de sevrage

Le 6 novembre, en préparation d'une cure de sevrage, Sayo consulte le Dr D. La cure doit commencer le 14 décembre. Trois jours plus tard, le Dr C. prescrit l'arrêt du lithium (sans diminution progressive), la reprise du neuroleptique aripiprazole, le maintien de l'antidépresseur, de la benzodiazépine, de la cyamémazine et ajoute un somnifère (zopiclone).

> *« J'arrive plus à parler français [...] je perds ma capacité intellectuelle à me concentrer et à m'exprimer. Et du coup, voilà, je voulais dire que je suis là, je suis lâche et je suis dégoûtée de moi-même de faire du mal [...] aux autres.*
> *Des fois, je ne sais pas. J'ai envie de me défouler et comme j'ai envie de me détruire... [...] Je pense que j'ai envie qu'on me déteste. Mais je ne sais pas, peut-être que je crois que je suis désespérée.*
> *[...] Mais je ne veux plus vivre parce que je sais que je pense que je détruis tout. Vous allez souffrir si je pleure, mais vous allez souffrir si je suis plus là. »*

Le 5 décembre, Sayo absorbe trois quarts de bouteille de vin et 4 grammes de cocaïne. Elle est hospitalisée aux urgences, repart le lendemain. La sentant de plus en plus en danger, ses parents demandent son hospitalisation jusqu'à son entrée en cure de désintoxication. Elle entre à l'hôpital le 8 décembre. Le Dr C. arrête brutalement tous les traitements, sauf le zopiclone. Le 9 au soir, elle rentre chez ses parents – rester à l'hôpital l'angoisse trop. Le lendemain, elle fait un malaise sous la douche. Elle est emmenée aux urgences pour une overdose de benzodiazépine et cocaïne. Elle tombe dans le coma et succombe le 14 décembre 2018, à l'âge de 23 ans.

Pourquoi les psychiatres consultés ont-ils prescrit, represcrit, augmenté les doses de molécules dont leur patiente n'a tiré aucun bénéfice précédemment, alors que rien dans la littérature médicale ne permet de penser que de tels cocktails de psychotropes aident les personnes ? Pourquoi se sont-ils montrés si sûrs d'eux en affirmant que les difficultés croissantes de Sayo n'étaient pas liées à ces traitements ? Six ans plus tard, Kumi revient sur les événements qui ont mené au décès de Sayo.

> *« Au début, nous avons cherché du soutien pour Sayo, afin de l'aider à rester sereine pour aborder le baccalauréat et les études supérieures. On ne s'est pas rendu compte que le centre que nous avons trouvé, même s'il mettait en avant les psychothérapies et les ateliers, dépendait d'un service de psychiatrie. Sayo n'avait pas besoin de ce genre de prise en charge, ni du traitement psychotrope prescrit par le Dr J. Il nous semble que ce médecin prescrivait automatiquement, dès qu'il avait un patient en face de lui, mais ne proposait rien d'autre, ni conseil ni suggestion. Sauf la recommandation d'aller consulter une pédopsychiatre en ville dans un cabinet. Une proche, en l'occurrence : la Dre N. J'ai compris plus tard – après avoir saisi un avocat car la Dre N. refusait de nous communiquer le dossier médical de Sayo – qu'à l'époque cette dame, débutante, venait d'ouvrir son cabinet. Nous pensons que notre fille n'avait pas besoin d'un psychiatre et nous nous sommes demandé si le Dr J. n'était pas en train d'aider sa proche à se constituer une patientèle. Quand j'y repense, ça me met en colère, car c'est finalement à partir de là que tout est parti en vrille.*
>
> *Je pense que cela a aussi gravé dans la tête de Sayo l'idée que quand on a des soucis et des difficultés, on voit un médecin et il donne des médicaments. Puis cette jeune pédopsychiatre, la Dre N., a écouté Sayo évoquer ses angoisses. Sa réponse a été de la*

médiquer, encore plus après le choc des attentats. C'est le contraire du principe de la psychothérapie. On ne cherche pas la raison ni la solution des problèmes du patient. Et les soignants ne semblaient pas remarquer que plus Sayo absorbait des psychotropes, plus elle était anxieuse et déprimée.

Pendant toute cette première période, nous, les parents, n'avions aucune idée des effets indésirables des psychotropes. On consultait, on pensait que les traitements sortiraient Sayo de cet état. Jusqu'à la première tentative de suicide. Jamais auparavant elle n'avait manifesté la moindre tendance suicidaire, alors on s'est demandé pourquoi cela arrivait à ce moment. On ne se doutait pas que les psychotropes pouvaient pousser au suicide.

La Dre M., qui a repris le suivi de notre fille en janvier 2016, après la première TS, ne connaissait pas Sayo. Elle l'a perçue tout de suite comme un cas grave, puisqu'elle sortait d'une TS. Elle a posé ce diagnostic inexplicable de bipolarité et ajouté du lithium à l'antidépresseur et au somnifère. Pour nous, c'est cela qui a fait démarrer ce cycle infernal de pulsions suicidaires, de passages à l'acte, de dépression sévère.

On était complètement perdus, dépassés, on se demandait : "Pourquoi va-t-elle de mal en pis, pourquoi fait-elle des choses impensables auparavant ?" On avait l'impression d'être frappés par une malédiction. Mais on avait foi en les médecins, on croyait qu'ils allaient la sortir de là. On n'avait aucune idée du fait que les psychotropes pouvaient avoir l'effet inverse de celui recherché, qu'ils pouvaient rendre suicidaire. Pendant trois ans, notre fille a énormément souffert. Nous lui disions de se lever le matin, même si elle n'y arrivait pas. Cela a dû ajouter encore à son désarroi.

Elle n'était plus elle-même sous ces traitements. Les derniers temps, elle répétait : "Pourquoi je suis devenue comme ça ? Je n'étais pas comme ça avant." Quand on entendait cela, on était juste trop tristes et on ne savait pas quoi faire, d'autant que nous non plus ne comprenions pas cette métamorphose.

Après son décès, on a cherché des témoignages et des articles, et on a compris le rôle des médicaments dans les années de souffrance de

Sayo, et dans sa mort. Aujourd'hui, il nous paraît évident qu'elle a été victime d'effets indésirables gravissimes et de dépendance à l'égard des traitements.
En pensant lui donner une sécurité pour aborder sa vie d'adulte, nous l'avons involontairement fait plonger dans un enfer qui a fini par détruire sa vie.
Depuis, nous avons rencontré des parents qui disent : "Jamais de psychotropes pour mes enfants, c'est trop dangereux." Nous regrettons infiniment de ne pas avoir su. Puisque tant de médecins ne reconnaissent pas les effets indésirables, surmédiquent sans jamais se demander si c'est le traitement qui provoque l'aggravation du patient, represcrivent des molécules dont le patient n'a tiré aucun bénéfice précédemment et semblent très sûrs d'eux et de leurs décisions alors que rien dans la littérature médicale ne permet de penser que de tels cocktails de psychotropes aident les gens, la seule solution pour les parents désireux de protéger leurs enfants est de s'informer. »

Christophe conclut :

« Sayo était une jeune fille rayonnante et magnifique. J'aimerais qu'un maximum de gens soient au courant de ce danger mortel des psychotropes, cette mode malheureuse de traiter les maux de l'âme par la chimie des laboratoires. Il faut dénoncer cet engrenage – il n'y a là aucun complotisme. Des gens de toute bonne foi, comme nous, se laissent berner. »

Des familles en lutte

Après la publication de mon livre *Génération Zombie, enquête sur le scandale des antidépresseurs*[374], j'ai reçu un message de Vincent Schmitt. Deux mois auparavant, son fils Romain, qui allait avoir 17 ans, avait mis fin à ses jours. Le jeune homme avait commencé à voir un psychiatre, cinq mois avant son décès, pour des TOC. Le médecin lui avait immédiatement prescrit de la paroxétine – une prescription hors AMM, car la molécule est déconseillée chez les mineurs. Après un léger mieux apparent, l'état de Romain s'était dégradé continûment, sa personnalité avait changé ; souvent « déconnecté », parfois irritable, régulièrement exténué, il dormait très mal. Informé d'accès de violence de Romain, le psychiatre, qui avait entretemps continué à augmenter les doses de paroxétine, ajouta à sa prescription un puissant neuroleptique, la cyamémazine. Il semble qu'à aucun moment, il n'avait prévenu le jeune garçon et sa famille des risques suicidaires de l'antidépresseur. Le 10 septembre 2021, en fin d'après-midi, Romain se trouvait à la gare proche de son lycée. Après avoir évoqué avec ses copains ses plans pour le week-end, il descendit calmement se placer sur la voie du train express.

Parcours initiatique

Depuis, ses parents, tous deux chercheurs en sciences de formation, ont accompli un véritable parcours initiatique, qui les a amenés à accumuler une quantité phénoménale de connaissances sur les antidépresseurs et sur les dysfonctionnements de la recherche médicale. Et à découvrir, atterrés, comment des décennies de négligence, de dissimulation et de fraudes ont permis la prescription à grande échelle de molécules qui peuvent s'avérer mortifères (lire « la saga 329 », p. 134). J'ai raconté leur histoire dans StreetPress en mai 2023[375], elle a été ensuite mentionnée par Mediapart[376] puis relatée dans l'émission d'enquête de France Inter, *Secrets d'info*[377]. Yoko, docteure en informatique, se consacre entièrement à ces recherches. Elle repère et épluche les sources, compile, vérifie et recoupe les informations en français, anglais et japonais et met à jour le site qu'elle a ouvert pour diffuser leurs découvertes[378]. Leur but : établir les responsabilités dans la mort de Romain et éviter que de telles tragédies arrivent à d'autres familles.

Yoko Motohama et Vincent Schmitt appartiennent, ainsi que d'autres parents de victimes, à une association visant à faire connaître les dangers de ces traitements : l'Association pour le contrôle des psychotropes et l'aide aux victimes (ACOPAV)[379]. Beaucoup de victimes qui m'ont contactée après la sortie de *Génération Zombie* en font partie, les statuts de l'association prévoient d'ailleurs qu'elle puisse ester en justice – il serait souhaitable qu'un jour, un procès collectif fasse enfin éclater ce scandale. Plusieurs familles demandent déjà des comptes à la justice – certaines sont déjà passées devant l'ONIAM, l'Office national d'indemnisation des accidents médicaux, qui semble bien inefficace, déboutant un pourcentage considérable des patients[380] : outre Yoko et Vincent Motohama-Schmitt, je voudrais citer Giusiana et Gilles Mannoni, ainsi que Basma et sa fille Inès. Cette dernière, aujourd'hui âgée de 28 ans, en a réchappé de justesse. Les traitements lourds prescrits à partir de son adolescence par les psychiatres – antidépresseurs, neuroleptiques, lithium, etc. – l'ont rendue méconnaissable. De timide, elle est devenue complètement désinhibée, adoptant des attitudes et tenant des propos sexuellement provocants[381]. Mise au ban de son lycée, Inès a subi du harcèlement en ligne, dont des incitations au suicide. Elle a dû changer d'établissement à deux reprises, sa famille a été contrainte de déménager. Elle a été victime d'un viol collectif et a contracté une infection à chlamydia. Déscolarisée, désocialisée, elle a subi deux hospitalisations sous contrainte. Déclarée handicapée à cause d'un diagnostic erroné de bipolarité – ses symptômes provenaient en fait de la surmédication –, elle a réussi à se sevrer seule et reconstruit sa vie difficilement avec le soutien de sa famille.

Quant à Florian Mannoni, il avait 20 ans et étudiait la médecine à Nice. Début 2021, un peu anxieux à la perspective des examens, il avait consulté une psychiatre, qui lui avait prescrit de la paroxétine. Il n'était aucunement dépressif. Dix-neuf jours plus tard, après avoir essayé à sept reprises d'avancer son rendez-vous suivant avec ce médecin, il s'est pendu dans son appartement. Quand sa famille est allée la rencontrer, quelques semaines après le décès, pour comprendre pourquoi elle avait placé Florian sous ce traitement, elle a dit : « Je ne comprends pas, je le prescris à tout le monde. »

Pire que 329 : les découvertes de Yoko Motohama et Vincent Schmitt

Le couple, au fil de ses recherches, a mis au jour des informations de premier ordre. J'ai participé à une partie de ce travail, en interrogeant avec eux, sur plusieurs mois, l'AEM au sujet de la façon dont elle mène sa pharmacovigilance.

La base européenne répertoriant les événements indésirables « remontés » sur le territoire de l'UE s'appelle Eudravigilance. Après de nombreux échanges, nous avons eu confirmation, par l'AEM, qu'elle n'examine en aucune façon les rapports d'événements indésirables qui lui parviennent. Elle se contente de les compiler et d'y pratiquer une simple surveillance statistique. En 2012, le Formindep s'était déjà indigné[382] des insuffisances du régulateur européen, écrivant : « Tout indique que l'Agence européenne du médicament manque ou égare les rapports par milliers, et les décès par centaines. » Le codage des événements s'avère surréaliste, toujours selon le Formindep : « Pour l'une des victimes, les médecins n'ont pas su déterminer si l'issue de l'événement "mort" avait été fatale ou non. Surréaliste. La nouvelle législation sur la pharmacovigilance européenne adoptée fin 2010 a paradoxalement affaibli le système de ce point de vue. Le Collectif Europe et Médicament avait lancé l'alerte : désormais, les laboratoires peuvent coder eux-mêmes les événements indésirables dans la base Eudravigilance, au risque que les rapports cliniques soient dénaturés et ininterprétables. Il y a urgence. Aucune évaluation sérieuse du rapport bénéfice-risque des médicaments ne peut être menée sans des données de pharmacovigilance fiables. »

L'association révélait ensuite que l'AEM avait sous-traité la gestion de la base de données Eudravigilance à une firme privée, Kinapse, dont le Formindep estime qu'elle se trouve en conflit d'intérêts vis-à-vis des firmes et déplore qu'elle recoure à une filiale indienne pour mener ses tâches, dans des conditions douteuses de confidentialité des données. L'entreprise a depuis été rachetée par un groupe proposant des services aux sociétés pharmaceutiques, Syneos Health, ce qui risque d'accentuer encore la situation de conflit d'intérêts[383].

Pour le cas de Romain Motohama-Schmitt, le rapport présent dans Eudravigilance comporte plusieurs erreurs. Son âge, d'abord : il avait 16 ans au moment de son décès, non 14. La durée entre le début du traitement et le suicide est erronée. L'ajout d'un médicament supplémentaire a été omis.

Incurie et immobilisme de l'AEM

Désireuse de tester par elle-même les algorithmes de surveillance que l'AEM nous affirme utiliser pour surveiller Eudravigilance[384], Yoko a d'abord réalisé que la base n'était pas suffisamment accessible pour réaliser ces calculs. Elle est donc passée par celle de la FDA, qui reprend Eudravigilance – c'est-à-dire que les informations entrées dans Eudravigilance sont dupliquées dans la base de la FDA. Yoko a testé sur 16 millions de rapports de pharmacovigilance des termes de recherche, calculant à quelle fréquence un terme (par exemple « suicide » et « homicide ») est associé à un autre dans des rapports de pharmacovigilance. Si le rapport est égal ou supérieur à un, l'AEM affirme considérer qu'il s'agit d'un signal et prendre des mesures. Mais les calculs donnent des rapports extrêmement élevés, allant jusqu'à… 17 ! Ce qui signifie que sous certaines de ces molécules, un patient a 17 fois plus de risque de commettre un homicide que sous n'importe quel autre médicament. Que fait l'AEM ? Sollicitée, elle nous a répondu avoir… mis à jour la notice par deux fois (en trente ans).

Yoko et Vincent se sont également plongés dans les essais cliniques de la paroxétine et de la fluoxétine sur les enfants et adolescents. Reprenant les comptes rendus individuels anonymisés, ils ont mis en évidence une dissimulation systématique des effets graves. Au total, le risque suicidaire serait au moins quintuplé, ce qui est beaucoup plus que ce qui ressortait de l'étude 329[385].

Une pétition pour sauver des vies

Le 21 avril 2024, la documentariste et autrice anglaise Katinka Blackford Newman, qui a elle-même failli perdre la raison et tuer ses enfants sous psychotropes, a lancé une pétition[386]. Le texte rappelle que plus de 100 molécules couramment prescrites peuvent déclencher des pulsions suicidaires qui peuvent se manifester quelques heures après la première prise – outre les psychotropes, des antipaludéens, certains antibiotiques, certains traitements contre l'acné… Elle demande donc que les répondants aux lignes d'écoute et numéros de prévention du suicide posent systématiquement aux appelants la question : avez-vous récemment commencé ou arrêté un traitement dont un effet indésirable est l'apparition de pulsions suicidaires, ou changé son dosage ? Cela pourrait sauver des milliers de vies. À quand une initiative systématique, internationale en la matière ? Nous sommes prêts à parier que malheureusement, cela n'aura jamais lieu : l'industrie l'empêchera par tous les moyens, puisqu'il faut maintenir la fable de la rareté et de la bénignité des effets indésirables. Or elle dispose, à tous les niveaux, de tous les relais nécessaires pour étouffer dans l'œuf de tels projets. Et de budgets virtuellement illimités.

Pour ne pas rester sur ce constat pessimiste, nous esquisserons, dans la partie suivante, des pistes pour desserrer l'emprise de la surmédication sur nos vies.

Rapport du HCFEA : alarmant ou alarmiste ?

En mars 2023, le Haut Conseil de la famille, de l'enfance et de l'âge (instance indépendante de conseil du gouvernement appartenant à France Stratégie) publie un rapport passionnant intitulé « Quand les enfants vont mal : comment les aider[387] ? »

Les experts qui l'ont rédigé s'alarment de la hausse très préoccupante de la consommation de médicaments psychotropes par des enfants et adolescents. Cette dernière a augmenté, entre 2014 et 2021, de 62,6 % pour les antidépresseurs, de 78 % pour les psychostimulants, de 155 % pour les hypnotiques et sédatifs et de 48,54 % pour les antipsychotiques. Des augmentations 2 à 20 fois plus élevées que celles observées dans la population générale.

Les auteurs du rapport s'inquiètent notamment[388] de la quantité importante de prescriptions hors AMM, parfois non corrélées au diagnostic, de la durée des traitements, du recours fréquent à la polymédication. On en ressort avec l'idée que la médication des enfants et adolescents « qui vont mal » ne suit pas les recommandations de bonne pratique, qui l'encadrent et la limitent assez strictement. Le rapport interroge la pertinence « des approches statistiques et modélisantes » actuelles de la prise en charge, inspirées « de la biologie et de l'*evidence-based medicine* ». Là encore règne une apparence de science qui entraîne des dégâts considérables.

Cette attaque en règle a fortement irrité une partie des pédopsychiatres, qui ont riposté en assurant à l'AFP[389] qu'il s'agissait d'un rapport « à charge » et qu'il ne fallait surtout pas « stigmatiser » la médication, au risque de dissuader les familles de faire aider leur enfant. À leurs yeux, la hausse des prescriptions pourrait être liée à un meilleur diagnostic des troubles. Quant aux AMM, ils les jugent trop restrictives. La dépêche AFP souligne que l'on retrouve là « de vieux clivages au sein de la psychiatrie française. Les critiques du rapport l'accusent en effet d'être biaisé en faveur d'une tradition psychanalytique hostile à d'autres approches, notamment neuroscientifique. C'est le reflet "d'une pratique 'sectaire' de la psychanalyse anti-médicament, qui est très française", juge M. Worms-Ehrminger [N.D.A. : il s'agit d'un chercheur en santé publique et recherche clinique]. De fait, les experts auditionnés par le rapport sont en grande partie des chercheurs sceptiques envers une approche majoritairement biologique des troubles mentaux. »

Nous avons détaillé, au fil de ce livre, les mécanismes qui aboutissent à de telles absurdités : la prescription massive aux enfants et adolescents de molécules qui en rendent jusqu'à un sur sept suicidaire. Le lecteur en trouvera un bon résumé, en français et anglais, sur le site du Pr David Healy[390].

Conclusions

QUELLES SOLUTIONS ?

*« L'absence d'esprit scientifique en médecine est le véritable problème. Les médecins ne sont pas très exigeants en termes de preuve, de démonstration, de réfutation, etc. Ils se basent toujours sur les avis de ceux qu'ils jugent comme plus savants ou experts. Nous sommes toujours dans l'"*eminence-based medicine*" [la médecine fondée sur les avis éminents] et il serait temps de montrer à tous ceux qui n'aiment pas l'*eminence-based medicine *qu'elle n'est en fait pas une réalité… En tout cas, il est urgent de former les médecins à la démarche scientifique et à l'esprit critique. »*

Rémy Boussageon, professeur de médecine générale à la faculté de médecine de Lyon[391]

« Il est impossible d'être en bonne santé dans un monde malade. »

Pauline Londeix et Jérôme Martin[392], cofondateurs de l'Observatoire de la transparence dans les politiques du médicament (OTMeds)

« Ne soyons pas naïfs : la plupart des médecins ont, depuis longtemps, du mal à rationaliser leur recours aux médicaments », admet Peter Selley. « Par exemple, ils ont à peu près ignoré les recommandations de sobriété sur les antibiotiques et les psychotropes. » L'Assurance maladie a mené de nombreuses campagnes auprès du grand public (« Les antibiotiques, c'est pas automatique ») mais, nous l'avons vu, elle réserve le versement d'incitants financiers à la prescription de certains produits dans certaines conditions. La sobriété est plus difficile à rétribuer.

« Le patient peut légitimement s'inquiéter : mon docteur me prescrit-il cela parce que c'est adapté à ma situation personnelle, ou parce qu'il suit une recommandation de prise en charge basée sur des données douteuses ? », reconnaît Peter. « Actuellement, si vous suivez la recommandation et que votre patient meurt, vous ne craignez rien. En revanche, si vous ne la suivez pas et que votre patient décède, vous risquez de sérieux ennuis. Mais on soigne des personnes, pas des indicateurs de suivi… Restreindre la possibilité de personnaliser un traitement est-il souhaitable ? »

Le médecin britannique rappelle que médication et surmédication commencent par une ordonnance. « Souvent, les patients qui repartent sans prescription récriminent auprès de leurs proches : "Mon médecin ne m'a rien donné !" Parallèlement, une grande partie des médecins rechignent à ne pas terminer une consultation par une ordonnance. Mais dans la situation actuelle – surpuissance de l'industrie, capture des régulateurs –, la solution ne peut se trouver qu'au sein de ces deux groupes, médecins et patients, et de leurs interactions. »

« Empouvoirement » des patients

Dans un article paru en 2013 où il analysait une décennie de revirements dans la pratique médicale[393], le Pr Vinay Prasad, oncologue et épidémiologiste, recommandait aux patients d'adopter un rôle plus actif dans leur prise en charge. Il ne faut pas hésiter à questionner le prescripteur : quels indicateurs cette intervention a-t-elle améliorés dans les essais cliniques ? Pourquoi ce traitement m'est-il prescrit maintenant, quels en sont les bénéfices et les risques attendus ?

« L'empouvoirement des patients, consommateurs de médicaments, semble indispensable, mais il est rendu ardu par la difficulté d'accéder à de l'information fiable en santé, domaine où les *fact-checkings* propagent régulièrement des *fake news*, parce que les médias ignorent l'étendue de l'opacité de tout le secteur du médicament. L'industrie brouille encore les cartes en finançant des campagnes visant à "vendre" des maladies et des "formations" pour entraîner les associations de patients à mieux plaider en faveur de plus de traitements pour telle ou telle pathologie. Les patients doivent prendre le temps de chercher, se méfier des réseaux sociaux... Heureusement, dans la plupart des cas, il n'existe pas d'urgence à traiter les "troubles" asymptomatiques comme l'hypertension et l'hypercholestérolémie – tout du moins, ce que l'on définit désormais par ce terme. Lorsqu'on peut se permettre de solliciter une deuxième opinion, cela me semble une bonne option. »

« Bien sûr, il faut être lucide : l'industrie aura toujours au moins une longueur d'avance sur ses opposants et sur ses détracteurs », reprend Peter. « Elle recherche le profit d'abord et tant qu'elle ne fraude pas, on ne peut le lui reprocher. Mais des lueurs d'espoir ont surgi dans l'histoire plus ou moins récente. Ainsi, au début des années 1970, en Angleterre, des groupes de médecins de famille locaux ont décidé de s'abstenir volontairement de prescrire des amphétamines. Ces médicaments, détournés à des buts récréatifs, se trouvaient très à la mode ; les généralistes constituaient, aux yeux des utilisateurs, une source d'approvisionnement facile. »

Cette autodiscipline fonctionna très bien ; les pharmacies ne commandèrent plus ces médicaments[394]. Plusieurs années plus tard, une initiative similaire permit d'arrêter la prescription de dangereux somnifères, les barbituriques[395], qui avaient provoqué de nombreux décès par surdose, dont, présume-t-on, celui de Marilyn Monroe.

Plus récemment, en 2021, les généralistes britanniques ont peu prescrit l'inclisiran, un traitement contre le cholestérol administré par injection bisannuelle. Il ne semble pas augmenter l'espérance de vie, pourtant, le gouvernement britannique a fait pression sur les autorités sanitaires pour obtenir une mise sur le marché rapide. L'idée consistait à démontrer qu'après le Brexit, la Grande-Bretagne était devenue un paradis pour les industriels, notamment grâce à ses AMM accélérées. Le *BMJ* a qualifié cette stratégie d'« échec spectaculaire[396] ». « On voit donc que, parfois, certains obstacles se dressent, avec succès, sur la route de la surmédication », poursuit Peter Selley.

Inverser le paradigme au sein des agences

« Idem quand, en juin 2021, la FDA a accordé une approbation accélérée à l'aducanumab (Aduhelm), un médicament administré par perfusion, censé améliorer l'état des malades d'Alzheimer. Son propre comité consultatif d'experts avait pourtant voté par 10 voix contre 0 pour le rejeter. Mais les assureurs santé étasuniens ont refusé de le rembourser et les cliniciens ont choisi de ne pas le prescrire. Aduhelm a depuis été abandonné par son fabricant[397]. Une enquête de la Chambre des représentants des États-Unis a souligné les nombreuses anomalies du processus suivi par la FDA[398]. »

Il ne faut pas imaginer que tous les régulateurs s'intéressent en premier lieu aux patients ou aux populations, prévient-il. La majorité de leur financement provient des sociétés pharmaceutiques. La plupart des régulateurs souhaitent à la fois protéger la réputation de l'industrie pharmaceutique et contribuer à ses succès commerciaux en approuvant ses produits. Ils y parviennent en concevant, la main dans la main, des essais cliniques dont les résultats sont faciles à atteindre, mais peut-être pas utiles sur le plan clinique. Par exemple, on mesurera une baisse ou une hausse d'un taux sanguin, mais pas l'impact sur la survie des personnes.

En juin 2024, le Dr Peter Marks, directeur du CBER (Center for Biologics Evaluation and Research) de la FDA, a décidé d'approuver l'extension de l'AMM du Sarepta, un traitement destiné à la myopathie de Duchenne ; ce faisant, il est passé outre l'avis négatif de trois de ses équipes internes d'évaluation et de deux des plus hauts cadres de l'organisation, qui estimaient les données cliniques à la fois insuffisantes et contradictoires[399].

AEM : le réquisitoire d'Investigate Europe

Parmi les motifs d'espérer figure l'émergence, au fil des dernières années, de collectifs indépendants de journalistes d'investigation, qui ne craignent pas d'investir des terrains laissés relativement vacants par les « grands médias ». Ainsi, une enquête d'Investigate Europe de juin 2024 a révélé que l'industrie recourait de façon intensive aux paradis fiscaux (lire l'introduction p. 7). À travers l'exemple des antibiorésistances et du besoin de nouveaux antibiotiques, les journalistes de ce collectif font aussi la preuve que les firmes ne s'intéressent aucunement aux enjeux de santé publique s'ils ne comportent pas de perspective de profits importants.

Enfin, au fil de cette série d'enquêtes, Investigate Europe jette une lumière cruelle sur les insuffisances de l'AEM[400]. Les lecteurs arrivés à ce stade du livre n'en seront pas surpris : cette agence, comme les autres régulateurs, fonctionne de façon bureaucratique – elle applique des procédures, s'assure que les bonnes cases sont cochées. Mais elle n'est pas vraiment là pour protéger les patients ou les consommateurs.

Citant Yannis Natsis, membre du conseil d'administration de l'agence pendant deux ans et demi, l'article d'Investigate Europe assure qu'il ne faut « pas voir [l'AEM] comme une autorité indépendante », qu'elle a « une longue tradition de travailler de manière très rapprochée avec les entreprises qu'elle est censée contrôler. Ils sont devenus les partenaires de l'industrie pharmaceutique ».

L'enquête déplore ensuite des cas préoccupants de pantouflages et de conflits d'intérêts, dévoile que la moitié des 417 millions d'euros du budget 2022 de l'AEM proviendrait de seulement 21 entreprises et relaie les vives inquiétudes suscitées par l'abaissement des exigences de l'Agence. D'après l'ONG, cette dernière serait instrumentalisée par les firmes pour couper court à toute demande de tests supplémentaires. Quant aux autorisations conditionnelles, elles se prolongeraient parfois au-delà du raisonnable et, régulièrement, les entreprises ne fourniraient pas les tests supplémentaires promis, aux dépens de la sécurité des patients. Un véritable réquisitoire…

Au lieu de rivaliser pour abaisser leurs exigences et accélérer leurs procédures de mise sur le marché au détriment des patients, les autorités sanitaires pourraient conditionner l'autorisation et le remboursement des médicaments à la transparence complète sur leurs données. La manifestation d'une volonté politique majeure serait nécessaire : on ne voit actuellement pas d'où elle pourrait venir. *A fortiori* tant que l'AEM est dirigée par une ancienne lobbyiste de l'industrie, l'Irlandaise Emer Cooke (elle a passé sept ans au sein de l'EFPIA). Et que des parcours comme celui du Dr Ian Hudson restent possibles : témoin clé en faveur de GSK dans l'affaire de l'essai 329, il a ensuite dirigé le régulateur britannique, la MHRA, a siégé au conseil d'administration de l'AEM puis est parti travailler pour la Fondation Bill et Melinda Gates. Une carrière qui peut donner le tournis…

On voit aussi mal comment la situation pourrait changer tant que les firmes constituent les principaux financeurs des agences. Pour autant, nous proposons au lecteur de poursuivre notre rêverie – ou nos élucubrations. Le fait qu'il existe peu de chances de changer le système ne constitue pas une raison pour renoncer à essayer.

En France, une culture médicale centrée sur le médicament

Le Pr Paul Frappé, président du collège de médecine générale (CMG), confiait en juin 2024 au *Quotidien du médecin*[401] être « interpellé » par la place centrale de l'ordonnance dans la consultation médicale, dans l'esprit des patients comme dans les habitudes et les « mauvais plis » des praticiens. Une étude dite « Ecogen » de 2014[402], portant sur 20 000 consultations, a montré que le patient arrive au cabinet avec, en moyenne, 2,6 motifs, le premier d'entre eux étant la demande de médicaments ! En France, 80 % des consultations donnent lieu à une prescription (43 % aux Pays-Bas), seulement 75 % à un examen clinique. L'article se félicite d'une initiative du Leem – issue de la campagne « Réduisons le volume/Moins de médicaments, c'est médicamieux » évoquée à la p. 11 : le financement de dispositifs intégrés aux logiciels d'aide à la prescription de 22 000 médecins généralistes. Des notifications les inciteront à réviser l'ordonnance pour les patients polymédiqués de plus de 65 ans. L'organisation assure qu'elle ne s'immiscera pas dans l'ordonnance.

Mais si le Leem voulait vraiment nous aider à nous libérer du fardeau de la surmédication et, plus largement, rendre un grand service à la santé publique, il ouvrirait l'accès à tous les résultats des essais cliniques, positifs comme négatifs, réalisés depuis trois décennies par l'industrie. Tant que ce n'est pas le cas, financer des campagnes pour cultiver une image vertueuse en réalisant, peut-être, quelques économies sur une partie des prescriptions revient, d'une certaine manière, à nous prendre collectivement pour des idiots. Et à bafouer l'engagement et le courage des dizaines de milliers de volontaires de ces essais cliniques.

Malheureusement, citoyens comme politiques méconnaissent profondément les enjeux et le fonctionnement de la recherche médicale, diagnostiquaient de concert les Drs Toussaint, Maisonneuve et Gueyffier[4]. En l'absence d'une prise de conscience de l'opacité du secteur du médicament et de la réalité de la surconsommation – une ordonnance sur deux ne bénéficie pas au patient, comme l'a relevé le Pr Joan-Ramon Laporte –, il semble difficile d'organiser des actions de boycott de la part des patients et des soignants. Elles constitueraient pourtant un bon moyen de faire plier l'industrie.

Comme le préconise le rapport sénatorial de Laurence Cohen et Sonia de La Provôté, il faut sortir le médicament des logiques de marché[403]. Un pôle public du médicament – pourquoi pas un pôle européen ? – pourrait se charger de la fabrication des molécules que l'industrie ne juge plus rentables et des produits en pénurie et en rupture, en adaptant en conséquence les dispositions sur la propriété intellectuelle. Par exemple, une situation de rupture ou de pénurie ouvrirait automatiquement le droit de lancer une production publique. Cela contribuerait, de surcroît, à la réindustrialisation de notre continent dans le respect des normes sur la protection de l'environnement.

Mutualiser la R&D ?

Les gouvernements pourraient s'engager, conjointement, à ne pas accorder de subventions aux firmes qui ne se plient pas à cette obligation de transparence. Il ne s'agirait pas d'une panacée, puisque, nous l'avons vu, l'industrie « oriente » fortement ses essais cliniques pour qu'ils parviennent aux conclusions qu'elle souhaite. Idéalement, il faudrait que les essais cliniques soient menés entièrement hors du champ d'influence de l'industrie, par des personnes dépourvues de liens passés (au moins, dans les cinq, voire dix années précédentes) et présents avec les firmes. Comment financer ce nouveau secteur économique ? Peut-être en prélevant les montants que les firmes déclarent consacrer à leur recherche-développement afin de les affecter à une structure publique ou associative, complètement étanche vis-à-vis des intérêts privés, entièrement consacrée à cette tâche.

Ou, à l'échelle de l'UE, en taxant fortement les rachats d'actions et en affectant le produit de ces taxes à la R&D publique sur le médicament. Ces opérations se sont multipliées ces dernières années. Elles consistent, pour les entreprises, à utiliser tout ou partie de leurs bénéfices pour racheter en quantité leurs propres actions, afin de faire augmenter les dividendes pour les actionnaires. Une telle logique de cumul financier ne peut qu'aller à l'encontre d'une culture de l'innovation. On voit d'ailleurs les financiers remplacer les scientifiques et les ingénieurs à la tête des plus grandes entreprises de technologie. Ces dernières, comme Apple, Boeing, Pfizer, perdent leur « génie » propre et se contentent d'absorber des firmes innovantes.

En France, une refonte complète du crédit d'impôt recherche (CIR) pour le réserver aux PME réellement innovantes et en exclure les multinationales pourrait aussi être envisagée.

Déprescription : mieux informer, mieux former

La diffusion plus large d'une information indépendante et de qualité sur la santé semble également indispensable. On pense, en France, à *Prescrire*, qui ne touche qu'une partie du corps médical. Il faudrait trouver des mécanismes de diffusion qui préservent son indépendance.

De plus, une version grand public pourrait s'avérer utile pour que chacun soit mieux en mesure d'évaluer sa propre charge médicamenteuse et le niveau de preuve des traitements prescrits. On pourrait également imaginer une notation annuelle de l'indépendance des facultés de médecine par rapport aux firmes, qui éclairerait le choix des étudiants – le chercheur en sciences de l'éducation Paul Scheffer saluait, dès 2017, une prise de conscience de l'importance de ces enjeux[404].

Il faudrait d'urgence former les médecins à la déprescription. En effet, mettre fin à une polymédication ne s'improvise pas, notamment parce que les sevrages peuvent exposer les patients à des dangers certains, et parce que, là encore, les essais cliniques, ayant soigneusement évité d'étudier ces phénomènes, ne sont d'aucun secours. Aider un patient à sortir d'une polymédication prend du temps et nécessite une vraie alliance thérapeutique, donnant une place centrale à l'écoute attentive de ses ressentis.

Au début des années 1980, Ivan Illich estimait que les généralistes devraient tenir un rôle central dans la « démédicalisation », qui devrait selon lui découler des crises économiques, dès lors que la simplicité de la prise en charge s'imposerait face aux intérêts des multinationales. La crise sanitaire ne lui a, sur ce point, pas donné raison. Mais sa vision du généraliste comme pivot d'un système où chacun se sent responsable de sa santé et se prémunit contre une consommation « obligatoire » de soins pour ne pas se retrouver enfermé dans le rôle de patient pourrait alimenter la réflexion sur le médecin traitant. Et orienter la formation des « médecins de famille », en lien avec des internistes – la France en compte proportionnellement quatre fois moins que l'Allemagne – capables de maintenir une vision globale de la personne et du soin, aujourd'hui fractionné entre des spécialistes qui tendent à ne voir que ce qui relève de leur champ de compétence.

Enfin, une présentation claire, par les médias, des enjeux du médicament et des conséquences de l'opacité du secteur permettrait d'alimenter la réflexion des citoyens et des politiques. Il faudrait sans doute renforcer l'obligation de communication systématique des liens et conflits d'intérêts des experts sollicités. Toute mention d'un traitement devrait préciser son ASMR et donner l'état de transparence des données cliniques le concernant. On pourrait imaginer une Facripp pour les journalistes – systématique dans leur formation initiale, avec des mises à jour au fil de leur carrière. Il existe déjà un bon guide, réalisé par les journalistes suisses Catherine Riva et Serena Tinari[405] pour le compte du réseau mondial des journalistes d'investigation (GIJN).

Pour conclure, nous avons eu le regret de réfuter, dans ce livre, trois idées reçues.

- Primo : l'industrie pharmaceutique (ou des « sciences de la vie ») se consacre à venir en aide à l'humanité.
- Secundo : les régulateurs sont là pour nous protéger.
- Tertio : tous les médecins savent prescrire à bon escient.

En effet, l'industrie pharmaceutique se trouve d'abord au service de ses actionnaires et des profits qu'elle leur fait engranger. Les régulateurs sont des bureaucrates, pas des professionnels de santé au sens noble (habituel) du terme. Et de nombreux médecins et « experts » médicaux ne sont pas indépendants ; ils se sont laissé enchaîner par un système dysfonctionnel au point d'en devenir mortifère, et s'en sont ainsi rendus complices.

Nous partageons une conviction : la situation dans laquelle nous nous trouvons est extrêmement grave. Si les médecins s'avèrent incapables de prescrire de façon sensée et sûre, il revient aux patients – particulièrement ceux sous traitements multiples et de long terme – d'adopter une attitude critique et « proactive ». Comme le « consom'acteur » imaginé par les professionnels du marketing était censé le faire pour nuire le moins possible à la planète, se renseignant tous azimuts avant d'investir dans un lave-linge ou une auto, le patient acteur de sa prise en charge doit s'informer. Tâche ardue, comme nous l'avons vu, à cause de l'aveuglement et de l'autocensure qui règnent dans la plupart des médias au sujet des médicaments.

Conclure sur ces constats nous attriste considérablement. Mais il nous semble que la lucidité, pour cruelle qu'elle soit, représente la seule voie de sortie de la gabegie sanitaire, scientifique et économique dans laquelle nous sommes en train de nous noyer.

Notes

1. www.overdose-medicaments.fr
2. https://www.redactionmedicale.fr/2021/06/surdiagnostic-peter-est-le-roi-pour-denoncer-le-crime-organise-par-les-industries-des-produits-de-sante
3. https://www.lemonde.fr/sciences/article/2024/06/18/face-aux-enjeux-de-la-surprescription-medicamenteuse-une-approche-collaborative-et-systemique-est-necessaire_6241073_1650684.html
4. « Transparence des médicaments : l'occasion manquée des vaccins Covid », L'Arrière-Cour, 17 décembre 2021.
5. https://prescrire.org/fr/
6. https://www.lemonde.fr/planete/article/2024/03/20/la-baisse-de-la-fecondite-humaine-dans-le-monde-pourrait-etre-plus-rapide-que-prevu_6223140_3244.html
7. https://www.ons.gov.uk/peoplepopulationandcommunity/birthsdeathsandmarriages/lifeexpectancies/bulletins/nationallifetablesunitedkingdom/2020to2022
8. https://www.francetvinfo.fr/replay-radio/au-fil-de-l-eau/les-rejets-de-medicaments-sont-ils-une-menace-pour-nos-rivieres-et-nos-cours-d-eau_4981785.html
9. https://davidhealy.org/pharmageddon-and-fertility/
10. https://sante.gouv.fr/ministere/documentation-et-publications-officielles/rapports/sante/article/rapport-sur-les-causes-d-infertilite-vers-une-strategie-nationale-de-lutte
11. https://davidhealy.org/liberty-equality-and-fertility/
12. https://www.bmj.com/content/368/bmj.m754
13. https://pharmaceutical-journal.com/article/news/antidepressant-prescribing-increases-by-35-in-six-years
14. https://www.ncbi.nlm.nih.gov/pmc/articles/PMC8061302/
15. https://www.madinamerica.com/2024/04/prescription-drugs-are-the-leading-cause-of-death
16. https://www.hcfea.fr/IMG/pdf/hcfea_sme_cp.pdf
17. https://davidhealy.org/the-welfare-state-conspiracy-of-silence/
18. https://www.socialaudit.org.uk/60700716.htm#Pharmageddon? et regarder https://vimeo.com/15992625
19. https://www.ffcrpv.fr/wp-content/uploads/2022/05/rapport-IATROSTAT-version-defintiive-02-mai-2022.pdf
20. https://pubmed.ncbi.nlm.nih.gov/25355584/
21. Ivan Illich, *La Convivialité*, Le Seuil, 1973.
22. https://pubmed.ncbi.nlm.nih.gov/26052073/
23. https://davidhealy.org/the-greatest-failure-in-what-used-to-be-called-medicine/
24. https://davidhealy.org/sex-antidepressants-and-neo-liberalism/

25. https://www.investigate-europe.eu/posts/deadly-prices-pharma-firms-stash-profits-in-europes-tax-havens-as-patients-struggle-with-drug-prices
26. https://www.investigate-europe.eu/posts/deadly-prices-pharma-firms-stash-profits-in-europes-tax-havens-as-patients-struggle-with-drug-prices
27. La pharmacovigilance a pour objet la surveillance des médicaments et la prévention du risque d'effet indésirable résultant de leur utilisation, que ce risque soit potentiel ou avéré. Elle s'exerce tout au long de la vie d'un médicament (définition du ministère de la Santé).
28. *La Vanguardia*, 5 avril 2024 – https://www.lavanguardia.com/lacontra/20240405/9588042/mas-mitad-medicamentos-recetan-son-innecesarios.html
29. https://www.challenges.fr/entreprise/sante-et-pharmacie/mais-pourquoi-les-labos-pharmaceutiques-militent-pour-la-sobriete-medicamenteuse_895263
30. https://www.leem.org/presse/les-entreprises-du-medicament-prennent-acte-du-rapport-rendu-ce-jour-au-gouvernement-et
31. Mission « Régulation des produits de santé – Pour un New Deal garantissant un accès égal et durable des patients à tous les produits de santé », https://sante.gouv.fr/IMG/pdf/mission-regulation-des-produits-de-sante-note-presentation-aout-2023.pdf
32. https://www.francetvinfo.fr/sante/penuries-de-medicaments-un-rapport-appelle-a-un-new-deal-de-toute-la-chaine_6032348.html
33. https://www.lemonde.fr/sante/article/2020/02/19/climat-malbouffe-tabac-l-onu-inquiete-pour-la-sante-des-enfants_6030012_1651302.html
34. https://www.challenges.fr/entreprise/sante-et-pharmacie/mais-pourquoi-les-labos-pharmaceutiques-militent-pour-la-sobriete-medicamenteuse_895263
35. https://ici.radio-canada.ca/nouvelle/1984851/ozempic-toronto-publicite-perte-poids-diabete
36. Lire la pièce de Jules Romains, *Knock ou le triomphe de la médecine*, 1923.
37. https://www.senat.fr/rap/r22-828-1/r22-828-1.html
38. https://www.thelancet.com/journals/lancet/article/PIIS0140-6736(11)60802-7/fulltext
39. https://www.lemonde.fr/sante/article/2013/05/27/les-medicaments-causent-au-moins-18-000-morts-en-france_3418273_1651302.html
40. https://www.rfcrpv.fr/wp-content/uploads/2022/05/rapport-IATROSTAT-version-defintiive-02-mai-2022.pdf
41. https://bmjopen.bmj.com/content/12/7/e055551
42. A. Denoyel, « Transparence des médicaments, l'occasion manquée des vaccins Covid », L'Arrière-Cour, 17 décembre 2021.
43. https://www.madinamerica.com/2024/04/prescription-drugs-are-the-leading-cause-of-death/
44. Il s'agit d'un type d'étude statistique consistant à suivre un groupe important de personnes, visant à évaluer les effets, sur leur santé, de facteurs de risque auxquels elles sont exposées.
45. https://www.madinamerica.com/2024/04/prescription-drugs-are-the-leading-cause-of-death/
46. Lire à ce sujet https://www.nature.com/articles/s41591-021-01578-1

47. https://theconversation.com/medicaments-a-quelles-conditions-pourra-t-on-relocaliser-la-production-des-principes-actifs-135643
48. https://www.monde-diplomatique.fr/2024/02/DENOYEL/66564
49. Interview réalisée par Ariane Denoyel le 5/10/2023.
50. https://www.senat.fr/fileadmin/Presse/Documents_pdf/20230706_Essentiel_CE_Penurie_Medicaments_VF.pdf
51. https://www.liberation.fr/idees-et-debats/tribunes/penuries-de-medicaments-augmenter-les-prix-penalisera-les-pays-les-plus-pauvres-20230503_I6VKW7YGF5DXFN2KUDKWHHJQLI/
52. *Le Monde diplomatique*, février 2024, *op. cit.*
53. Novartis, comme le révèle le livre de Rozenn Le Saint, *Chantage sur ordonnance*, Seuil, 2023.
54. Interview accordée à Ariane Denoyel en 2024.
55. Organisme interministériel placé sous l'autorité conjointe des ministres chargés de la Santé, de la Sécurité sociale et de l'Économie.
56. B. Bégaud, *La France malade du médicament, 110 milliards d'euros plus tard*, L'Observatoire, 2020.
57. https://s28.q4cdn.com/781576035/files/doc_downloads/2022/10/IDWeek22/PFE-USQ_Transcript_2022-10-20.pdf
58. https://ansm.sante.fr/uploads/2021/03/29/note-de-synthese-amoxicilline-corrigee-pour-publication-19-04-16-version-finale.pdf
59. https://www.francetvinfo.fr/sante/penurie-de-medicaments-ca-engage-des-pronostics-vitaux-des-pertes-de-chance-pour-les-patients-alerte-france-assos-sante-signataire-de-l-appel-des-14-associations_6541925.html
60. R. Le Saint, *Chantage sur ordonnance*, *op. cit.*, et https://www.mediapart.fr/journal/economie-et-social/140323/labos-pharmaceutiques-le-grand-racket
61. *Ibid.*
62. https://blogs.mediapart.fr/association-epokhe/blog/141022/mckinsey-le-soin-contre-la-rentabilite
63. R. Le Saint, « Les médicaments de niche, une manne pour les labos », *Libération*, 30 octobre 2023.
64. Le terme « blockbuster », inspiré des bombes capables de détruire tout un bloc d'immeubles, désigne les médicaments générant un chiffre d'affaires annuel supérieur ou égal à 1 milliard de dollars.
65. https://www.francebleu.fr/infos/societe/arrets-maladie-la-cour-des-comptes-propose-de-reduire-leur-indemnisation-pour-enrayer-le-deficit-de-la-secu-6311656
66. « Pourquoi des médicaments essentiels viennent à manquer », *Le Monde diplomatique*, février 2024.
67. https://sante.gouv.fr/IMG/pdf/cnr-sante_juin2023.pdf
68. https://prescrire.org/fr/203/3120/67300/0/PositionDetails.aspx
69. https://www.senat.fr/rap/r22-828-1/r22-828-1.html
70. https://www.vie-publique.fr/rapport/274702-mission-strategique-pour-reduire-les-penuries-de-medicaments-essentiels
71. Étrangement, cette qualité n'est pas précisée dans la communication du gouvernement, qui le présente comme un consultant en intelligence artificielle en santé.

72. https://skcapitalpartners.com/about/ et https://skcapitalpartners.com/portfolio/
73. *Le Monde diplomatique*, *op. cit.*
74. https://www.humanite.fr/politique/lobbies/la-macronie-ou-le-conflit-dinterets-permanent-744121
75. L'Assemblée mondiale de la Santé de juin 2024 a décidé de prolonger d'un an les négociations, le traité n'est donc pas abandonné, nous précise Patrick Durisch, de l'ONG PublicEye.
76. https://www.assemblee-nationale.fr/dyn/16/rapports/cion_fin/l16b1745-tiii-a37_rapport-fond#
77. https://www.prescrire.org/fr/3/31/58118/0/NewsDetails.aspx
78. Ouvrage collectif sous la direction de Pauline Londeix et Jérôme Martin, *Notre santé nous appartient*, Armand Colin, 2024.
79. Le terme provient du livre de Kaushik Sunder Rajan, *Pharmocracy: Value, Politics, and Knowledge in Global Biomedicine*, Duke University Press, 2017.
80. Récompense accordée au médicament le plus innovant de l'année.
81. Paul Benkimoun, « La gabegie française du médicament », *Le Monde*, 16 septembre 2020.
82. B. Zycher, J. A. DiMasi, C.-P. Milne, « Private sector contributions to pharmaceutical science: thirty-five summary case histories », *American Journal of Therapeutics*, 2010.
83. https://www.pnas.org/doi/10.1073/pnas.1715368115
84. https://medcritic.fr/prix-des-medicaments-open-bar-en-cancerologie/
85. https://jamanetwork.com/journals/jamanetworkopen/fullarticle/2720075
86. https://www.bmj.com/content/345/bmj.e4348.full
87. Le mot est du Pr Joan-Ramon Laporte dans son livre, *Crónica de una sociedad intoxicada*, Península, 2024 (pas encore traduit en français).
88. P. Gøtzsche, *Remèdes mortels et crime organisé*, Presses de l'université Laval, 2019.
89. https://www.senat.fr/salle-de-presse/communiques-de-presse/presse/13-07-2023/en-mettant-gravement-en-cause-la-rapporteure-de-la-commission-denquete-le-leem-se-trompe-de-combat.html
90. https://www.liberation.fr/france/2017/06/20/l-experience-grandeur-nature-du-labo-servier_1578306/
91. Paul Benkimoun, « La gabegie française du médicament », *Le Monde*, 16 septembre 2020.
92. https://sante.gouv.fr/actualites/presse/communiques-de-presse/article/rapport-de-la-mission-financement-et-regulation-des-produits-de-sante – lire notamment p. 31-32.
93. Newsletter économique Quartz, 12 juin 2024.
94. J.-R. Laporte, *op. cit.*
95. https://www.discovermagazine.com/health/the-doctor-who-drank-infectious-broth-gave-himself-an-ulcer-and-solved-a-medical-mystery
96. https://www.nobelprize.org/prizes/medicine/2005/summary/
97. https://pubmed.ncbi.nlm.nih.gov/23737396/
98. https://www.scientificfreedom.dk/2023/05/03/screening-for-breast-cancer-with-mammography/
99. https://www.bmj.com/content/385/bmj.q1353/rr-0
100. https://en.wikipedia.org/wiki/Pink_Ribbons,_Inc.

101. https://formindep.fr/cancer-du-sein-la-concertation-confisquee/
102. https://formindep.fr/linca-censure-comme-fake-news-des-informations-en-sante-qui-ne-vont-pas-dans-leur-sens/
103. https://www.quechoisir.org/decryptage-cancer-du-sein-les-resultats-decevants-du-depistage-n97716/
104. Lire l'article suivant sur ce sujet : https://www.eufic.org/fr/comprendre-la-science/article/risque-absolu-contre-risque-relatif-quelle-est-la-difference
105. https://www.leem.org/sites/default/files/2021-02/DDPs%20%C3%A0%20compter%201er%20juin%202021.pdf
106. https://www.lamontagne.fr/paris-75000/actualites/les-troubles-psychiques-sont-devenus-en-2022-le-premier-poste-de-depenses-de-lassurance-maladie_14514112/
107. https://www.science.org/doi/10.1126/sciadv.adn0671
108. https://lucperino.com/549/lointaines-origines-des-humeurs-feminines.html?id=796#796
109. https://www.bmj.com/content/384/bmj-2023-076902
110. https://pubmed.ncbi.nlm.nih.gov/21088100/
111. https://www.fondation-fondamental.org/actualites/flash-fondamental-du-12-janvier-2024
112. A. Denoyel, *Génération Zombie*, Fayard, 2021.
113. https://davidhealy.org/the-history-of-a-medical-psychosis/
114. https://www.academie-medecine.fr/wp-content/uploads/2013/07/pharmacovigilanceVERSION-11.pdf
115. Un anti-inflammatoire non stéroïdien dont l'un des noms commerciaux est « Voltarène ».
116. Un inhibiteur de la pompe à protons, donné notamment contre l'acidité gastrique et en cas d'ulcère.
117. Article R 5121-161 du Code de la Santé publique.
118. https://signalement.social-sante.gouv.fr/
119. Lorna Hazell et coll., « Under-reporting of adverse drug reactions: a systematic review », *Drug Safety*, 2006.
120. J.-L. Montastruc et coll., « Pharmacovigilance for evaluating adverse drug reactions: value, organization, and methods », *Joint Bone Spine* 73, 2006.
121. J.-R. Laporte, *op. cit.*
122. A. Denoyel, « Covid, vaccins et science, aux origines d'une défiance », *Le Monde diplomatique*, avril 2023.
123. https://www.ouest-france.fr/pays-de-la-loire/cholet-49300/justice-la-revocation-du-pharmacien-choletais-confirmee-par-le-conseil-detat-b5eed314-264e-11ee-8014-ffb5ff48bdd9
124. *Le Monde diplomatique*, *op. cit.*
125. La myocardite est une inflammation du muscle cardiaque (le myocarde), souvent d'origine infectieuse, qui entraîne une destruction des cellules.
126. https://www.reuters.com/legal/litigation/new-data-is-out-covid-vaccine-injury-claims-whats-make-it-2022-10-12/
127. Une loi étasunienne de 1966, le Freedom of Information Act, oblige les agences fédérales à communiquer leurs documents à quiconque en fait la demande. https://fr.wikipedia.org/wiki/Freedom_of_Information_Act

128. https://www.prnewswire.com/news-releases/cdcs-covid-19-vaccine-v-safe-data-released-pursuant-to-court-order-301639584.html
129. https://www.assemblee-nationale.fr/dyn/16/organes/delegations-comites-offices/opecst/actualites/la-lutte-contre-la-pandemie-de-la-covid-19-evolution-des-connaissances
130. https://raisonsensible.substack.com/p/on-est-la-pour-sortir-de-cette-crise
131. https://www.prescrire.org/fr/3/31/47319/0/PositionDetails.aspx
132. https://www.lemonde.fr/sante/article/2012/09/13/publication-d-un-guide-des-4-000-medicaments-utiles-inutiles-ou-dangereux_1759378_1651302.html
133. Le Cherche-midi, 2012.
134. https://fr.wikipedia.org/wiki/Bernard_Debr%C3%A9
135. https://www.has-sante.fr/jcms/c_989142/fr/certification-des-logiciels-des-professionnels-de-sante
136. https://lcp.fr/actualites/derives-sectaires-l-assemblee-adopte-le-projet-de-loi-en-retablissant-la-creation-d-un
137. https://www.npr.org/sections/health-shots/2018/06/24/621068147/tweeting-oncologist-draws-ire-and-admiration-for-calling-out-hype
138. https://www.scientificfreedom.dk/2023/02/04/should-i-get-chemotherapy-for-cancer-probably-not/
139. https://www.scientificfreedom.dk/2024/06/07/screening-for-breast-cancer-with-mammography-updated-review/
140. https://formindep.fr/linca-censure-comme-fake-news-des-informations-en-sante-qui-ne-vont-pas-dans-leur-sens/
141. https://medcritic.fr/reversals-lorsque-des-pratiques-de-soins-repandues-saverent-infondees/
142. https://www.monde-diplomatique.fr/2003/10/RIVIERE/10610
143. https://bulletin-archives.caut.ca/bulletin/articles/2001/11/report-vindicates-dr-nancy-olivieri
144. https://france3-regions.francetvinfo.fr/occitanie/pyrenees-orientales/perpignan/scandale-de-la-depakine-10-ans-de-combat-pour-la-lanceuse-d-alerte-marine-martin-2364124.html
145. https://apesac.org/nos-actions/
146. Dont la possibilité a été ouverte par la loi de modernisation du système de santé du 26 janvier 2016.
147. https://apesac.org/actions/nos-actions-en-2023/touchepasamonpicto-ne-reproduisons-pas-les-erreurs-du-passe/
148. https://www.capital.fr/economie-politique/levothyrox-depakine-notre-enquete-exclusive-sur-le-role-des-autorites-sanitaires-dans-ces-scandales-en-serie-1466989
149. https://www.lemonde.fr/planete/article/2023/11/19/depakine-autour-de-l-usine-sanofi-de-mourenx-des-familles-brisent-le-silence-sur-les-maladies-de-leurs-enfants_6201121_3244.html
150. https://www.ineris.fr/fr/ineris/actualites/evaluation-risques-sanitaires-lies-emissions-valproate-sodium-usine-sanofi-0
151. https://www.lemonde.fr/planete/article/2023/11/19/depakine-autour-de-l-usine-sanofi-de-mourenx-des-familles-brisent-le-silence-sur-les-maladies-de-leurs-enfants_6201121_3244.html

152. https://amavea.org/article-du-monde-du-29-mars-2024-les-victimes-de-landrocur-et-des-progestatifs-poursuivent-letat-en-justice-pour-etre-indemnisees/
153. https://amavea.org/meningiomes-sous-androcur/
154. https://splann.org/enquete/implants-contraceptifs-essure/
155. https://www.francetvinfo.fr/sante/levothyrox/l-affaire-du-levothyrox-resumee-en-sept-actes_5527023.html
156. https://www.lesechos.fr/industrie-services/pharmacie-sante/levothyrox-merck-definitivement-condamne-a-indemniser-les-utilisateurs-1394037
157. https://lanceurs-alerte.fr/programme
158. https://www.bmj.com/content/375/bmj.n2635
159. https://www.iambrookjackson.com/
160. https://pdata0916.s3.us-east-2.amazonaws.com/pdocs/070122/125742_S1_M5_5351_c4591001-fa-interim-narrative-sensitive.pdf#page=232 – Augusto Roux est le cas 12312982, p. 230 à 233
161. https://davidhealy.org/disappeared-in-argentina/
162. https://www.nejm.org/doi/full/10.1056/NEJMoa2034577
163. https://phmpt.org/wp-content/uploads/2022/04/125742_S1_M5_5351_c4591001-fa-interim-audit-certificates.pdf#page=1
164. P. Gøtzsche, *op. cit.*
165. https://www.prescrire.org/Fr/150/3122/65951/9531/9424/SubReportDetails.aspx
166. https://pubmed.ncbi.nlm.nih.gov/35858728/
167. « La Facripp, une formation des internes à l'indépendance vis-à-vis de la promotion pharmaceutique », *Prescrire*, avril 2023.
168. https://www.lemonde.fr/blog/expertiseclinique/2023/05/24/unique-invulnerabilite/
169. http://www.minerva-ebm.be
170. https://pratiques.fr/ – la revue a lancé en mai 2024 un appel car elle est sur le point de péricliter.
171. https://latroupeduriredotfr.wordpress.com/
172. https://formindep.fr/nous-connaitre/
173. Loi Buzyn dite « anti-cadeaux », entrée en vigueur en octobre 2020 – https://sofia.medicalistes.fr/spip/spip.php?article632
174. https://multinationales.org/fr/enquetes/pharma-papers/comment-l-industrie-pharmaceutique-cible-les-etudiants-en-medecine
175. https://transparence.sante.gouv.fr/pages/accueil/
176. https://formindep.fr/mauvaises-pratiques-des-recommandations-de-la-has/
177. https://formindep.fr/lettre-ouverte-a-madame-la-presidente-de-la-haute-autorite-de-sante/
178. https://formindep.fr/mauvaises-pratiques-des-recommandations-de-la-has/
179. https://formindep.fr/rencontre-has-volonte-independance/
180. https://embracenepal.com/news/the-controversial-thalidomide-returns-to-spain-what-is-it-going-to-be-used-for-now/
181. https://books.openedition.org/obp/1991
182. https://www.bmj.com/content/2/5217/1954.1
183. https://repository.library.carleton.ca/downloads/zw12z6316

184. M. Johnson, G. Raymond, T. Arndt, *The Thalidomide Catastrophe: How it happened, who was responsible and why the search for justice continues after more than six decades*, Onwards & Upwards, 2018.
185. https://www.amazon.fr/Wonder-Drug-History-Thalidomide-America/dp/0525512268
186. https://www.francetvinfo.fr/sante/medicament/50-ans-apres-le-fabricant-de-la-thalidomide-presente-ses-excuses_1625423.html
187. Lire *Le Procès de Liège* de Madeleine Jacob, Éditions Les yeux ouverts, 1963.
188. https://www.mauricemarois.fr/
189. Lire le récit du journaliste Morton Mintz. http://www.niemanwatchdog.org/index.cfm?fuseaction=showcase.view&showcaseid=13
190. *British National Formulary.*
191. Gold Medal Award for Distinguished Federal Civilian Service.
192. https://www.nejm.org/doi/suppl/10.1056/NEJMoa2216480/suppl_file/nejmoa2216480_protocol.pdf
193. On trouvera une explication attrayante à ce lien : https://www.caminteresse.fr/sciences/verser-le-lait-dans-le-the-ou-inversement-est-il-pareil-11185577/
194. https://academic.oup.com/toxsci/article/122/1/1/1672454
195. https://prescrire.org/fr/203/3120/67300/0/PositionDetails.aspx
196. https://www.bmj.com/content/376/bmj.o189
197. https://www.ted.com/talks/ben_goldacre_battling_bad_science/transcrip
198. https://www.redactionmedicale.fr/2018/07/apres-quelques-annees-riat-demarre-il-faut-publier-les-essais-abandonnes
199. https://www.youtube.com/watch?v=8aYARNcR6eE et lire son blog redactionmedicale.fr
200. « La nouvelle convention médicale publiée au *Journal officiel*, le G à 30 euros le 22 décembre 2024 », *Le Quotidien du médecin*, 21 juin 2024.
201. Elle a, par la suite, connu quelques péripéties qui ont en partie affecté son prestige, lire https://www.scientificfreedom.dk/2023/06/02/cochrane-a-sinking-ship/
202. https://www.youtube.com/watch?v=CU3PsTd5Bg0
203. Jefferson T et coll., « Neuraminidase inhibitors for preventing and treating influenza in healthy adults and children », *Cochrane Review.*
204. https://www.bmj.com/content/345/bmj.e7689.full
205. https://www.theguardian.com/world/2013/may/21/tamiflu-stockpile-cost-drugs-bird-flu
206. https://www.prescrire.org/fr/3/31/20069/0/About.aspx
207. https://www.bmj.com/content/357/bmj.j2841
208. https://www.radiofrance.fr/franceinter/podcasts/l-invite-de-7h50/vaccins-a-base-d-arn-messager-je-n-ai-pas-le-recul-necessaire-juge-le-professeur-eric-caumes-1094770
209. L'Arrière-Cour, *op. cit.* – les citations suivantes proviennent de la même source.
210. Lire aussi https://www.bmj.com/content/376/bmj.o189
211. https://www.redactionmedicale.fr/2021/09/vaccins-covid-19-a-quand-lacces-aux-donnees-sources-des-essais
212. https://ebm.bmj.com/content/27/4/199
213. Il a, depuis, pris sa retraite.
214. *Op. cit.*

215. L'Arrière-Cour, *op. cit.*
216. https://medcritic.fr/on-peut-debattre-de-tout-surtout-des-chiffres/#Des_biais_majeurs
217. https://www.youtube.com/watch?v=UEK2YEDSBxQ&t=587s
218. https://www.ncbi.nlm.nih.gov/pmc/articles/PMC7160793/
219. https://pubmed.ncbi.nlm.nih.gov/20608245/
220. https://pubmed.ncbi.nlm.nih.gov/28207928/
221. https://www.reuters.com/legal/government/wait-what-fda-wants-55-years-process-foia-request-over-vaccine-data-2021-11-18/
222. https://phmpt.org/
223. https://fingfx.thomsonreuters.com/gfx/legaldocs/klvykdlryvg/vaccine%20foia%20complaint.pdf
224. https://www.reuters.com/legal/government/well-all-be-dead-before-fda-releases-full-covid-vaccine-record-plaintiffs-say-2021-12-13/
225. https://www.reuters.com/legal/government/paramount-importance-judge-orders-fda-hasten-release-pfizer-vaccine-docs-2022-01-07/
226. https://www.fdanews.com/articles/206113-federal-judge-tells-fda-it-must-make-public-55000-pages-a-month-of-pfizer-vaccine-data
227. https://fdaaa.trialstracker.net/
228. https://www.abc4.com/news/digital-exclusives/everyone-has-to-speak-in-code-utahns-with-reported-covid-vaccine-injuries-say-theyre-being-silenced-on-social-media/
229. https://www.nejm.org/doi/full/10.1056/NEJMoa2105290
230. https://www.telegraph.co.uk/world-news/2024/05/13/vaccine-trial-patient-files-us-lawsuit-against-astrazeneca/
231. https://news.bloomberglaw.com/health-law-and-business/astrazeneca-sued-over-covid-19-vaccine-clinical-trial-injury
232. https://www.supremecourt.gov/DocketPDF/23/23-411/300113/20240208125205732_Murthy%20v%20Missouri%20merits.pdf
233. https://www.nejm.org/doi/full/10.1056/NEJMoa2107456
234. https://www.bmj.com/content/375/bmj.n2635
235. https://www.mediapart.fr/journal/france/081220/covid-19-la-recherche-publique-sur-le-vaccin-retardee-par-les-laboratoires
236. *Le Monde diplomatique*, *op.cit.*
237. F. Alla et B. Stiegler, *Santé publique année zéro*, Gallimard, coll. « Tracts », Paris, 2022.
238. https://apnews.com/article/fact-check-pfizer-transmission-european-parliament-950413863226
239. J. Fraiman et coll., « Serious adverse events of special interest following mRNA Covid-19 vaccination in randomized trials in adults », *Vaccine*, vol. 40, n° 40, Elsevier, 22 septembre 2022.
240. *Le Monde diplomatique*, *op. cit.*
241. *Le Monde diplomatique*, *op. cit.*
242. https://www.lequotidiendumedecin.fr/actus-medicales/politique-de-sante/pr-francois-alla-jai-demissionne-du-haut-conseil-de-la-sante-publique-car-les-experts-nont-pas-joue

243. https://www.bmj.com/content/379/bmj.o2527
244. https://www.wsj.com/articles/rushing-covid-vaccines-bivalent-pfizer-moderna-risk-harm-sickness-shots-pandemic-fda-skeptics-11662149144
245. https://www.nbcnews.com/health/health-news/fda-authorize-new-covid-boosters-data-tests-people-rcna45387
246. https://www.wsj.com/articles/latest-covid-boosters-are-set-to-roll-out-before-human-testing-is-completed-11661679003?page=1
247. *Le Monde diplomatique*, *op. cit.*
248. G. Vogel, « Omicron booster shots are coming – with lots of questions », *Science*, Washington, 30 août 2022.
249. https://formindep.fr/viagra-feminin-navalez-pas-nimporte-quoi/
250. https://raisonsensible.substack.com/p/un-conflit-de-rationalite-peut-exister
251. https://www.has-sante.fr/jcms/r_1501534/fr/depistage-du-cancer-du-sein
252. « There is so much overdiagnosis that the best thing a woman can do to lower her risk of becoming a breast cancer patient is to avoid going to screening, which will lower her risk by one-third » – https://journals.sagepub.com/doi/10.1177/0141076815602452
253. https://www.santepubliquefrance.fr/les-actualites/2024/depistage-du-cancer-de-sein-encore-trop-peu-de-femmes-se-font-depister
254. Revue *Prescrire*, 2006.
255. La revue dispose aussi d'une version en anglais.
256. https://medcritic.fr/la-revue-prescrire-fakes-news-et-cinema/#Haute_autorite_de_sante
257. https://medcritic.fr/la-revue-prescrire-fakes-news-et-cinema/#Haute_autorite_de_sante
258. https://www.blast-info.fr/articles/2022/viral-12-le-lancet-se-fait-trompeur-et-lafp-debunke-ailleurs-cWQA9a2WRu29X1oNzdkX9g
259. https://www.blast-info.fr/articles/2022/covid-contre-enquete-sur-les-effets-indesirables-des-vaccins-partie-1-jJP0QKrYSkGlwgNMqsJ94Q
260. https://www.revuebiologiemedicale.fr/lu-pour-vous/786-sars-cov-2-aux-origines-du-mal.html
261. https://raisonsensible.substack.com/p/lorigine-de-sars-cov-2-est-loin-detre
262. https://www.foxnews.com/video/6319032926112
263. https://www.bmj.com/content/375/bmj.n2635/rr-80
264. https://www.abc4.com/news/digital-exclusives/everyone-has-to-speak-in-code-utahns-with-reported-covid-vaccine-injuries-say-theyre-being-silenced-on-social-media/
265. https://www.scientificfreedom.dk/2023/07/19/youtube-censored-correct-information-about-the-high-titre-measles-vaccine/
266. https://www.nature.com/immersive/d42859-020-00005-8/index.html – descendre jusqu'à « Milestone 13 »
267. https://www.nature.com/articles/d42859-020-00018-3
268. https://www.nature.com/articles/s41577-020-0338-x
269. https://www.goodreads.com/quotes/64918-the-test-of-a-first-rate-intelligence-is-the-ability-to
270. https://www.sensible-med.com/p/sensible-medicine-x-vaccine-curious

271. S. Halimi et P. Rimbert, « La passion d'interdire – Restreindre la liberté d'expression pour protéger la démocratie », *Le Monde diplomatique*, juin 2024.
272. Tim Hains, « Glenn Greenwald and Russell Brand: They are trying to silence dissent », www.realclearpolitics.com, 26 mars 2023.
273. https://www.science.org/doi/pdf/10.1126/science.ada0536
274. https://maryannedemasi.com/publications/f/are-adverse-events-in-covid-19-vaccine-trials-under-reported
275. Lire par exemple https://journals.plos.org/plosmedicine/article/file?id=10.1371/journal.pmed.1002127&type=printable
276. https://www.bmj.com/content/379/bmj.o2628
277. https://www.bmj.com/content/377/bmj.o1538
278. https://www.newsweek.com/2022/05/13/doctors-shrug-off-patients-rare-vaccine-disorders-delaying-treatment-1703110.html
279. https://davidhealy.org/new-england-journal-of-misinformation/
280. https://www.youtube.com/watch?v=laaL0_xKmmA&t=24733s
281. https://www.washingtonpost.com/politics/2021/10/27/an-fda-adviser-said-we-need-give-kids-vaccines-fully-understand-their-safety-heres-crucial-context/
282. https://www.ncbi.nlm.nih.gov/pmc/articles/PMC7160793/
283. https://pubmed.ncbi.nlm.nih.gov/20608245/
284. https://medcritic.fr/vaccination-universelle-contre-le-papillomavirus-conflits-dinterets-ii/#Les_associations
285. https://www.dalloz-actualite.fr/flash/l-affaire-mediator-retour-sur-un-dossier-hors-norme et https://ansm.sante.fr/actualites/proces-du-mediator et https://www.doctrine.fr/d/TCORR/Paris/2021/UCEC9F567538EEBE6F0DC
286. https://open.substack.com/pub/raisonsensible/p/un-conflit-de-rationalite-peut-exister?r=12fi4u&utm_campaign=post&utm_medium=email
287. Cette « rétractation » signifie que l'article est invalidé à la suite d'une procédure codifiée ; une « notice de rétractation » détaillée est publiée dans la revue et une mention « Retracted » en rouge est apposée en surimpression sur toutes les pages de l'article.
288. https://www.francetvinfo.fr/sante/maladie/coronavirus/video-coronavirus-le-lancetgate-ou-le-naufrage-de-la-science-business_4014381.html
289. Horton R., « The Dawn of McScience », *New York Review of Books*, 2004.
290. Ioannidis JPA, « Why most published research findings are false », *PLOS Medicine*, août 2005.
291. Smith R., « Medical Journals are an extension of the marketing arm of pharmaceutical companies », *PLOS Medicine*, mai 2015.
292. Godlee F. et Jefferson T. , *Peer Review in Health Sciences*, BMJ Books, 1999.
293. « Congress Questions Vioxx, FDA », *PBS NewsHour,* 18 novembre 2004, se référer à la page Wikipédia du rofécoxib.
294. https://www.ncbi.nlm.nih.gov/pmc/articles/PMC1779871/
295. redactionmedicale.fr
296. https://www.redactionmedicale.fr/2016/09/polemique-sur-les-auteurs-fantomes-de-lindustrie-dans-le-bmj
297. https://samizdathealth.org/children-of-the-cure/
298. https://www.youtube.com/watch?v=nIlpTGMaHME

299. https://fr.wikipedia.org/wiki/Panorama_(BBC)
300. https://www.youtube.com/watch?v=utW7uq0X7Vg&t=39s – https://www.youtube.com/watch?v=qknM3j1KVP0 – https://www.youtube.com/watch?v=hENtdYoG0Fg
301. Keller et coll., « Efficacy of paroxetine in the treatment of adolescent major depression: a randomized, controlled trial », *Journal of the American Academy of Child & Adolescent Psychiatry*, 2001.
302. https://www.ft.com/content/31c66ed6-f778-11d8-afe6-00000e2511c8
303. https://www.hopital.fr/Actualites/33-des-Francais-ne-lisent-pas-ou-peu-les-notices-des-medicaments
304. https://www.justice.gov/opa/pr/glaxosmithkline-plead-guilty-and-pay-3-billion-resolve-fraud-allegations-and-failure-report
305. https://www.bmj.com/content/351/bmj.h4320
306. https://study329.org/wp-content/uploads/2015/09/Study-329-Final.pdf
307. https://study329.org/responses-bmj/
308. https://base-donnees-publique.medicaments.gouv.fr/affichageDoc.php?specid=60945451&typedoc=R
309. https://rxisk.org/is-your-treatment-making-you-suicidal/
310. Le mot est du Pr Joan-Ramon Laporte, *op. cit.*
311. Sur le site overdose-medicaments.fr
312. https://books.google.co.uk/books?id=b6WZocuL2V8C&pg=PA10#v=onepage&q&f=false
313. https://www.ema.europa.eu/en/human-regulatory-overview/research-development/clinical-trials-human-medicines
314. https://medcritic.fr/la-revue-prescrire-fakes-news-et-cinema/#Haute_autorite_de_sante
315. Par manque de place, le texte intégral se trouve sur overdose-medicaments.fr.
316. overdose-medicaments.fr
317. https://pubmed.ncbi.nlm.nih.gov/35476650/
318. https://www.nejm.org/doi/suppl/10.1056/NEJMoa2106062/suppl_file/nejmoa2106062_appendix.pdf
319. https://www.nejm.org/doi/full/10.1056/NEJMoa2216480
320. https://www.nejm.org/doi/full/10.1056/NEJMoa2106062
321. https://imi-promise.eu/
322. https://resc-eu.org/
323. https://www.vaccineseurope.eu/
324. https://youtu.be/M-clCp9EhRw
325. https://www.efcni.org/activities/campaigns/are-you-rsv-aware/fr/
326. https://www.beyfortus.com/, https://www.astrazeneca.fr/aires-therapeutiques/Vaccins-therapies-immunes/vrs.html
327. https://www.academiavrs.com/en/about-rsv-academy
328. https://resvinet.org/
329. Lire à ce propos l'excellent livre de Lionel Astruc, *L'Art de la fausse générosité – La Fondation Bill et Melinda Gates*, Actes Sud, 2019.
330. https://www.gatesfoundation.org/about/commit-grants/2022/07/inv-047194
331. https://www.blast-info.fr/articles/2023/bronchiolite-les-dissimulations-et-le-forcing-de-pfizer-pour-imposer-un-vaccin-risque-pour-la-sante-des-nourrissons-

SM_0QNVMT76A_KFpDed6BA – lire aussi https://www.humanite.fr/monde/afrique/comment-pfizer-va-realiser-des-essais-cliniques-sur-des-femmes-africaines-enceintes

332. https://www.thelancet.com/journals/lancet/article/PIIS0140-6736(22)00478-0/fulltext
333. https://www.thelancet.com/journals/eclinm/article/PIIS2589-5370(23)00501-1/fulltext
334. https://sa.uploads.ru/SU2xL.pdf
335. https://en.wikipedia.org/wiki/Vaccine-associated_enhanced_respiratory_disease (en anglais – les sources françaises semblent largement ignorer ce phénomène pourtant internationalement reconnu)
336. https://academic.oup.com/aje/article-abstract/89/4/422/198849
337. Sa référence est NCT04754594.
338. https://www.lemonde.fr/economie/article/2022/01/01/pfizer-le-laboratoire-champion-du-covid-19_6107866_3234.html
339. Le lapin n'est pas un rongeur mais un lagomorphe.
340. https://journals.sagepub.com/doi/10.1177/1091581820985782
341. https://www.ema.europa.eu/en/documents/assessment-report/abrysvo-epar-public-assessment-report_en.pdf
342. https://www.ema.europa.eu/en/documents/assessment-report/abrysvo-epar-public-assessment-report_en.pdf (p. 33)
343. https://www.ncbi.nlm.nih.gov/pmc/articles/PMC9200160/
344. https://www.ncbi.nlm.nih.gov/pmc/articles/PMC9016447/#sup3
345. https://academic.oup.com/jid/article/228/3/299/7017770 – GSK (NCT04126213) RSV MAT-004
346. Le protocole se trouve là : https://storage.googleapis.com/ctgov2-large-docs/13/NCT04126213/Prot_000.pdf
347. https://www.nejm.org/doi/full/10.1056/NEJMoa2106062 – étude référencée NCT04032093
348. https://www.nejm.org/doi/full/10.1056/NEJMoa2106062
349. https://www.who.int/groups/strategic-advisory-group-of-experts-on-immunization/working-groups/respiratory-syncytial-virus-rsv-immunization-products et https://www.nejm.org/doi/full/10.1056/NEJMoa2028436
350. Son nom de code : GSK Phase 3 GRACE RSV MAT-009 NCT04605159.
351. https://www.nejm.org/doi/full/10.1056/NEJMoa2305478
352. Pfizer phase 3 Matisse C3671008 NCT04424316.
353. https://www.nejm.org/doi/suppl/10.1056/NEJMoa2216480/suppl_file/nejmoa2216480_protocol.pdf
354. https://www.nejm.org/doi/suppl/10.1056/NEJMoa2106062/suppl_file/nejmoa2106062_appendix.pdf
355. Pour information, des échantillons de sang de cordon ombilical ont également été prélevés au cours de la phase 3, prétendument pour mesurer les niveaux d'anticorps contre le VRS comme objectif « exploratoire » supplémentaire de l'essai, mais ces résultats n'ont pas été publiés.
356. https://www.bmj.com/content/383/bmj.p2620
357. https://www.pfizer.com/news/press-release/press-release-detail/pfizer-announces-positive-top-line-data-phase-3-global

358. Une bonne explication se trouve sur ce site : https://www.eufic.org/fr/comprendre-la-science/article/risque-absolu-contre-risque-relatif-quelle-est-la-difference
359. https://www.cdc.gov/vaccines/acip/meetings/downloads/slides-2023-02/slides-02-23/rsv-pediatric-06-munjal-508.pdf
360. https://www.bmj.com/content/381/bmj.p1021.long
361. https://som.cuanschutz.edu/Profiles/Faculty/Profile/12060
362. https://www.ema.europa.eu/en/documents/assessment-report/abrysvo-epar-public-assessment-report_en.pdf – tableau 31, page 77.
363. https://www.fda.gov/media/168889/download
364. https://www.fda.gov/media/171492/download
365. https://gh.bmj.com/content/8/2/e009693
366. https://youtu.be/SzsQLtEEldk?t=11706
367. https://www.gatesfoundation.org/about/committed-grants/2024/02/inv-069494
368. https://www.humanite.fr/monde/afrique/comment-pfizer-va-realiser-des-essais-cliniques-sur-des-femmes-africaines-enceintes
369. https://www.researchgate.net/profile/Helene-Banoun
370. https://emergency.cdc.gov/newsletters/coca/2024/012224.html
371. https://resvinet.org/patient-network/stories/
372. https://www.bmj.com/content/375/bmj.n2377/rr-1
373. Incapacité totale à ressentir du plaisir ou des émotions positives, sensation de vacuité.
374. Fayard, 2021.
375. https://www.streetpress.com/sujet/1684763593-antidepresseurs-medicament-suicide-enfants-industrie-pharmaceutique-laboratoires
376. https://www.mediapart.fr/journal/france/081023/antidepresseurs-chez-les-ados-le-risque-suicidaire-trop-souvent-neglige
377. https://www.radiofrance.fr/franceinter/podcasts/secrets-d-info/secrets-d-info-du-samedi-20-janvier-2024-8899401
378. https://antidepeffects.wordpress.com/
379. https://acopav.com/
380. https://www.mediapart.fr/journal/france/180822/les-effets-indesirables-de-l-office-public-d-indemnisation-des-victimes-daccidents-medicaux
381. Rappelons que fin 2012, un procès en appel a reconnu la responsabilité de l'antiparkinsonien Requip, de GSK, dans l'hypersexualité compulsive et l'addiction aux jeux d'argent d'un quadragénaire nantais.
https://www.francetvinfo.fr/societe/justice/effets-secondaires-du-requip-le-laboratoire-gsk-condamne-en-appel_1636555.html
382. https://formindep.fr/des-centaines-de-morts-manquent-a-lappel/
383. https://www.globenewswire.com/news-release/2018/08/20/1553802/0/en/Syneos-Health-Acquires-Kinapse-to-Further-Enhance-End-to-End-Capabilities.html
384. https://www.ema.europa.eu/en/human-regulatory/post-authorisation/pharmacovigilance/signal-management
385. https://antidepeffects.wordpress.com/isrs-et-suicides-les-preuves/ – Reprise de cinq essais cliniques sur 721 enfants/ados entre 1990 et 2002 révélant que le risque est multiplié par 5 à 10. Fluoxétine : un essai clinique sur 219 enfants, un

autre sur 96 – résultats obtenus par une démarche « Freedom of Information » en Grande-Bretagne (Prs P. Gøtzsche et D. Healy). Paroxétine : deux essais sur un total de 406 enfants + un « de suivi » sur 225 d'entre eux, obtenus à la suite d'une décision de justice.

386. https://www.change.org/p/get-suicide-prevention-services-to-ask-callers-if-they-are-taking-meds-that-cause-suicide?utm_medium=custom_url&utm_source=share_petition&recruited_by_id=e65a64ea-a238-4dbc-aa1e-825316043645
387. https://www.hcfea.fr/IMG/pdf/hcfea_sme_rapport_13032023.pdf
388. https://theconversation.com/sante-mentale-et-soins-psychiques-de-lenfant-la-surmedication-depasse-toutes-les-bornes-scientifiques-201639
389. « Psychotropes chez les enfants ; attention aux caricatures », AFP, 7 avril 2023, repris notamment par le site Sciences & Avenir.
390. https://davidhealy.org/quils-mangent-des-medicaments/
391. In *Génération Zombie*, *op. cit.*
392. *Notre santé nous appartient*, Armand Colin, 2024.
393. https://pubmed.ncbi.nlm.nih.gov/23871230/
394. « Freedom from amphetamines », *British Medical Journal*, 1971 – https://doi.org/10.1136/bmj.3.5767.133-a
395. « Editorial: Barbiturates on the way out », *British Medical Journal*, 1975 – https://www.bmj.com/content/3/5986/725
396. https://www.bmj.com/content/384/bmj.q90
397. https://www.bmj.com/content/384/bmj.q281
398. https://oversightdemocrats.house.gov/news/press-releases/maloney-and-pallone-release-staff-report-on-review-approval-and-pricing-of
399. https://www.biopharmadive.com/news/peter-marks-fda-sarepta-disagree-rift-elevidys-review/719480/
400. https://www.investigate-europe.eu/fr/posts/deadly-prices-big-pharma-influence-hangs-over-europes-medicines-regulator?pk_campaign=mailjet&pk_kwd=-Deadly%20prices%20updates&pk_source=newsletter
401. « Surprescriptions, patients polymédiqués : le Leem invite les médecins à "réviser l'ordonnance" », *Le Quotidien du médecin*, 4 juin 2024.
402. https://epidemiologie-france.aviesan.fr/fr/epidemiologie-france/fiches/elements-of-the-consultation-in-general-practice
403. https://www.senat.fr/rap/r22-828-1/r22-828-1.html
404. https://theconversation.com/les-facs-de-medecine-les-plus-independantes-vis-a-vis-de-lindustrie-pharmaceutique-70818
405. https://www.re-check.ch/wordpress/fr/projets/guide-gijn/

Remerciements

Les auteurs tiennent à remercier vivement :

- Marie-Anne Jost-Kotik et Olivia Recasens, qui ont tout de suite cru en leur projet, ainsi que Brice Perrier pour sa mise en contact ;
- les victimes et familles de victimes qui ont bien voulu apporter leur témoignage, notamment les parents de Sayo, de Romain, de Florian, ceux d'Inès et Inès elle-même ;
- le Dr Bruno Harlé pour son aide et ses conseils ;
- Francine, Dominique, Ingrid, Sonja, Leïla, Zohan, Claudina, médecins/professionnels de santé engagés, lucides et combatifs ;
- le Dr Alain M. pour ses conseils toujours avisés et son soutien indéfectible ;
- le Pr David Healy, qui a présenté les coauteurs ;
- le Dr Luc Perino, les Prs François Gueyffier et Rémy Boussageon ;
- Florian Migairou et Elvire Tandjaoui, de First, pour leur aide ;
- nos familles pour leur soutien.